JN234218

ナースのための心理学

④

人間関係論入門

岡堂哲雄・編

金子書房

まえがき

　人間は地球上に生存する種の一つであるが、目的に向かって合理的に行動できる生物である。生活の豊かさを求めて文明を進展させ、科学技術の多面的な進歩により、先進諸国では物質的にはかなり恵まれた生活が営まれるようになった。しかし、繁栄の基盤は揺らぎ始めている。複合的な環境破壊が急速に進み、順応力の弱い多くの種を瀕死の状態に追込み、絶滅した種も少なくない。

　人間がつどう社会もまた、物質的経済的な豊かさの影で心の問題が深刻化し、世間の注目を集めることになった。学校に行きたがらない子ども、体罰をやめられない教師、ふれあいを恐れてひきこもる若者、過食・拒食などの摂食障害、乳幼児を虐待する若いカップル、思春期の子どもを導けない親、アルコールや覚醒剤などの薬物依存、離婚の増加による家庭の崩壊、だれにも看取られず孤独死する高齢者の漸増などは、人間性のクライシスを予感させる社会精神病理現象である。

　人間にとって心の問題への取り組みは、有史以来の難事業である。どの時代でも何処でも、心の問題が人びとを悩ませていたにちがいない。過去3世紀を振り返ってみると、産業革命の進捗に随伴して貧困・伝染病等の諸問題が続発したのであるが、今日ほど心の問題が複合的に噴出する時代はなかったように思われる。

　かつて、患者の世話や死にゆく人へのケアは身内や友人たちが受け持っていた。今日では、医療福祉従事者が働きやすい人工的な環境（病院や施設）の中で病気の治療だけでなく、

誕生も死もまた管理されている。入院による日常性の一時的喪失は、程度の差はあるが患者にストレスとなる。患者は病気の苦しみだけでなく、環境からのストレスにも対処しなければならない。

医療保健の諸領域で活躍するナース（看護者）には、患者のあるがままの気持ちを理解し、必須のニーズに的確に対処することが期待される。また、患者や家族の人びとの心の問題を科学的に洞察できる能力と、問題解決を支援する技能が求められている。

これらの要請に呼応し、この〈ナースのための心理学シリーズ〉が企画され編集されている。ナースが心の問題についての知識と技能を修得できるように十分に配慮して、各巻の内容を構成しただけでなく、初心者の読者にも理解できるように可能なかぎり平易に記述している。本シリーズの執筆者は主として、看護教育の一翼を担っている心理学研究者と、心理学の方法論に習熟した実践的看護学研究者の方々である。

本シリーズが病者や家族の心の問題の理解に役立つとともに、ナース自身の自己理解を支援する有力な媒体となることができれば、望外の喜びである。

看護・介護・世話は、ケアをする人（専門職）とケアされる人（病者・障害者・高齢者など）の相互交流を通じて行われる。この相互交流の関係が効果をあげるかどうかは、専門職の側の人間関係にかかわる知識と取り組み方の修練に左右される。支援をめぐる人間関係論は、心理科学の諸領域のなかでは比較的新しい分野である。

まずはじめに、人間関係についての視点をめぐって、言語によるメッセージと、動作など言語によらないメタメッセージを含むコミュニケーションの理解が、支援のための人間関

係においてはことさらに大切であることが述べられる。ついで、専門職集団内の上下関係や同僚関係および隣接の他職種の集団や個人との関係における役割葛藤の解決について、第2章で検討される。第3章では、小集団内の人間関係にみられる力動性をグループ・ダイナミックス（集団力学）の視点から考察される。

最初の3章で学ぶ基礎的な取り組みをもとに、ケアのための人間関係についての各論が、第4章から第12章まで展開されていく。第4章の援助的コミュニケーション、第5章のスキルトレーニングは、いわば人間関係における技法論である。

保健医療チームの人間関係（第6章）、患者と援助者の人間関係（第7章）、在宅ケアと援助者の関係（第8章）、および生活習慣病者との支援関係（第9章）は、それぞれ現場における実践的な問題に取り組み、解決への道筋を示唆するものである。第10章および第11章は、死にゆく人のケアと、遺族のケアについての論考で、きわめて重い課題への取り組みが省察される。最終章では、QOLの向上を目指す人間関係について実例に基づいて提言されている。

なお、関心のある分野や課題についていっそう進んだ学習を求める読者のために、各章末には近くの図書館や書店でふれることができる新しい文献・参考書を数点示してある。

本書は、ヒューマン・ケアにかかわる人間関係論の入門書である。看護・介護・福祉にかかわる学生、社会人の方々が専門的ケアの理論と技術を学ぶ際のテキストとして、またケアの実習や実践の評価・反省に役立つ参考書として活用されることを願っている。

2000年新春に　編　者

目　次

まえがき　i

第 1 章　人間関係論の視点……………………………………1
1．はじめに ── 人間関係とは　1
2．人と人をつなぐコミュニケーション　3
3．相手を理解するには　5
4．人間関係を理解する視点　7
5．信頼関係の基本　11

第 2 章　社会的役割と人間関係 ── 役割葛藤の解決に向けて……………………………………………………14
1．役割とは　14
2．看護婦をとりまく状況　22
3．役割葛藤と人間関係　24

第 3 章　小集団のダイナミックス ── 集団力学の知見……………………………………………………………28
1．社会的影響過程　28
2．集団とはなにか　30
3．集団の働き　32
4．集団の生産性　35
5．おわりに　38

第4章　人間関係と援助的コミュニケーション …… 39
　　1．人間関係の基本　39
　　2．コミュニケーション　41
　　3．援助的コミュニケーション　45

第5章　人間関係のスキルトレーニング ………… 52
　　1．第一印象のスキルトレーニング　52
　　2．積極的傾聴技法　54
　　3．積極技法　60

第6章　保健医療チームの人間関係 …………… 66
　　1．保健医療チームの特徴　66
　　2．保健医療チームとリーダーシップ　68
　　3．医療チームメンバーとしての看護婦　70
　　4．看護チームのなかの看護婦　73
　　5．看護婦へのコンサルテーション　76

第7章　患者と援助者の人間関係 ……………… 78
　　1．臨床の意味　78
　　2．患者との援助関係の基本的考え方　79
　　3．患者との援助関係を実らせる援助者　80
　　4．援助関係のなかの患者　81
　　5．患者と援助者との援助関係　85

第8章　在宅ケアと援助者の関係 ……………… 91
　　1．在宅ケアとは何か　91
　　2．在宅ケアにおける援助者との関係に及ぼす要因　93
　　3．援助者（看護者）と患者のかかわりの発展　96
　　4．おわりに　101

第 9 章　生活習慣病者との支援関係 …………………… 103
1．生活習慣病の概念　103
2．生活習慣と嗜癖　105
3．セルフケア　108
4．セルフヘルプ・グループ（自助グループ）　112
5．生活習慣病患者のセルフケア支援について　113

第 10 章　ターミナルケアと人間関係 …………………… 115
1．「死」について　115
2．ターミナルケア　117
3．末期患者の心理　119
4．ターミナルケアにおける人間関係　121

第 11 章　遺族ケアと援助者の関係 ……………………… 128
1．遺される家族に必要な援助　128
2．遺された者の心理、その過程　132
3．遺族のケア　135

第 12 章　QOL を目指す人間関係 ………………………… 141
1．QOL とは何か　141
2．QOL の特徴と人間関係　146
3．QOL を支える人間関係　148

索　引　155

本文イラスト・高橋　正

● **執筆者紹介**（執筆順）

第1章	岡堂哲雄	（おかどう てつお）	編　者
第2章	高良美樹	（たから みき）	琉球大学法文学部
第3章	飛田　操	（ひだ みさお）	福島大学教育学部
第4章	小笠原昭彦	（おがさわら あきひこ）	名古屋市立大学看護学部
第5章	楡木満生	（にれぎ みつき）	立正大学心理学部
第6章	藤本幸三	（ふじもと こうぞう）	三重県立看護大学看護学部
第7章	上野　矗	（うえの ひとし）	大阪樟蔭女子大学人間科学部
第8章	川野雅資	（かわの まさし）	三重県立看護大学看護学部
第9章	宮本真巳	（みやもと まさみ）	東京医科歯科大学大学院 保健衛生学研究科
第10章	深野佳和	（ふかの よしかず）	鹿児島大学医学部
第11章	木村登紀子	（きむら ときこ）	淑徳大学社会学部
第12章	小玉正博	（こだま まさひろ）	筑波大学心理学系

（2004年3月現在）

1 人間関係論の視点

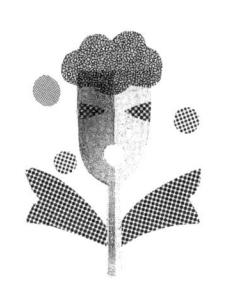

1. はじめに —— 人間関係とは

　人間は、一人では生きられない。家庭や学校や職場、街角のグループや、趣味や娯楽のクラブで人びとに囲まれて過ごしている。大多数の中学生は、学校生活を享受しているが、なかには教師や仲間との関係を通じて心に傷を受け、家庭に閉じこもっている者もある。学内実習を終えた看護学生のなかには、臨床実習を前に患者とのよい関係をどう築くか思い悩んでいる者がいるかもしれない。

　親しい人間関係には、喜怒哀楽の感情を刺激し、人間性を豊かに育てるパワーがある。逆に、家族関係にみるコミュニケーションが二重拘束的である（言葉はやさしいが、態度は冷たいなど、言動が矛盾しているような）とき、弱い立場の子どもを自閉の世界に追い込むことがあることも知られるようになった。夫の無関心や虐待から、うつ状態に沈む妻たちも稀ではない。

　人間にとって、自分と他者との関係はおそらく人類の誕生以来の永遠の課題であろう。母親、父親、きょうだい、祖父母などとの家族関係、教師や級友との学校内関係、上司、同

家族関係
二重拘束

自閉
無関心
虐待

僚、部下との職場の人間関係、それに近所の人や友人などとのコミュニティ内関係など、思い巡らすと憂うつになることがままある。

クライエント・患者

ふつうの人でも厄介な人間関係であるのに、専門職としてクライエント・患者との間に健全で援助的な人間関係を築き上げ維持していかなければならないとしたら、看護の担い手にはその重圧に圧倒されないことが期待されるであろう。

人間関係の数

1人の人間がかかわる人間関係の数は、通常予想しているよりもかなり多い。ある集団内の人間関係の数は、次に示した公式で計算される。

$$nIR = 2^n - n - 1$$
ただし、n は人数、nIR は人間関係の数とする。

たとえば、4人家族であれば、2の4乗から4と1を引くと、11となる。2人家族の人間関係数が1であるのに比べて、この差は大きい。夫妻に子どもが生まれて3人家族になると、人間関係数は4（父母、母子、父子、父母子）となる。つまり乳児が家族に加わると、関係が4倍になるわけである。人間関係数の増加によって気苦労が多くなるわけだが、子どものかわいさ、成長の楽しみのほうがいっそう大きいので、通常は虐待など生じにくいのである。

また、7人の看護学生と指導者1名の場合には、人間関係数は2の8乗から8と1を引くと、247の関係が存在することになる。それに、人間関係には愛着、無関心、憎悪、競争、依存、支配、従属などの特徴が加わるから、教師にとっても学生にとっても頭痛の種は尽きないといえるかもしれない。

本章では、コミュニケーションの視点から人間関係を考えることにしよう。

2. 人と人をつなぐコミュニケーション

コミュニケーション

人間関係は、人と人のあいだのコミュニケーションによって成り立つ。それは情報の交換だけでなく、同時に交わる人びととの関係についてのメッセージが含まれている。

人と人のコミュニケーションでは、その内容面と関係面に違いがある。たとえば、2人の看護者がある患者のケアについて話し合っているとしよう。この話し合いは共通の問題を明らかにするだけでなく、2人の関係のありよう（関係性）をも伝えている。この関係のありようは相補的か対称的かのいずれかである。相補的な関係の典型例は、教師と生徒の関係である。対称的な関係は、2人が対等であることを認識し、意見の交換をしている関係である。しかし、関係性があらかじめ決まっていないときでも、問題に関する話し合いがそれを明瞭化する。

関係性

相補的な関係
対称的な関係

規定要因

人間関係は、コミュニケーションによって維持される。コミュニケーションには、言葉によるメッセージだけでなく、眼差しや表情、仕草や姿勢、あるいは動作などの言葉によらないメタメッセージ（meta-message）が使われる。メタメッセージは、身体言語（body language）とよばれることもある。メタメッセージによる伝達は、メタコミュニケーション（meta-communication）といわれる。通常の人間関係では、メッセージとメタメッセージがほとんど一致しているので問題となることはあまりない。しかし、送り手の言葉によるメッセージとメタメッセージとが対立していたり矛盾していると、受け手は混乱し、応答できなくなる場合がある。

たとえば、厳しい表情の母親から優しい言葉をかけられた

メタコミュニケーション（meta-communication）

とき、子どもは言葉によるメッセージに応えるべきか、表情に示されたメタメッセージに応えるべきか、迷ってしまうであろう。

メタコミュニケーションは、つねに人間関係のありようを把握するのに役立っている。この人間関係のありようは、脈絡（context）といわれる。人と人のかかわりを示す関係性（relationship）ではなく、脈絡（context）という用語が使われるのは、人間関係を通じて生存にかかわる情報が交換されることを重くみるからである。context はもともと葉脈を意味し、それには植物の葉に水分・養分を送る機能がある。

脈絡 (context)

人間関係にみられる脈絡を把握すれば、行動を理解し評価することができる。話し合う2人が単に対立者の役割を演じているかどうか、あるいはお互いに深刻になっているかどうか、などは表情や姿勢などによるメタメッセージを通じて明らかになる。

精神生態学の視点から心の問題を探究し、人間関係的な相互作用場面でコミュニケーションとメタコミュニケーションを識別することの重要性に気づいた最初の研究者がベイトソン（Bateson, G.）である。精神分裂病に関する二重拘束理論は、部分的だがこの発見に基づくものである。この理論では、相互に矛盾するメッセージ・行動規範がコミュニケーションとメタコミュニケーションの両水準で同時的に伝えられ続けると、受け手は対処不能の状態に追い込まれ、自閉の世界に引きこもらざるを得なくなると説明する。

ベイトソン

相互理解と脈絡

人間関係では、その脈絡が言葉によるメッセージと動作などによるメタメッセージに意味を付与するはたらきをする。対人関係的な行動は、その脈絡において理解されることにな

相互作用	る。たとえば、親子関係の脈絡は医師と患者の関係にみる脈絡のルールとは違ったルールに支配されている。相互作用が円滑に進むと、その脈絡にふさわしい合意に到達するはずである。
	関係性のありようとしての脈絡について、相互作用する人びとのあいだに合意がなければ、人と人のコミュニケーションは混乱してしまう。たとえば、話し合いの一方が「冗談だよ、気にしないで」といい、相手はその話を深刻に受けとめるような状況では、脈絡の合意がないので混乱は避けられまい。
家族・社会的環境のなかの脈絡	個人の心の問題・症状は身体にみられる器質的変化の脈絡だけでなく、家族や社会的環境のなかの意味の脈絡において理解することが望ましい。看護・介護などを含めてあらゆる援助的な介入においても、適切な脈絡を見つけることが大切である。患者と看護・介護の担当者の役割期待、役割規定、行動ルールなどの脈絡は、出会いの場が病院か診療所、あるいは患者の自宅かによって変わるものである。
交互作用の場	個人の行動を決める学習し内面化した規範と脈絡とのあいだには、相互的な関係がある。個人は小さな生存単位ではなく、上位の生態系の一つの要素である。人は「交互作用の場」に組み込まれており、そのルールが人の行動の意味を決定しているのである。

3. 相手を理解するには

内容面（メッセージ）関係面	前述したように、コミュニケーションには内容面（メッセージ）と関係面（交わる人びとのありよう）の2つの機能がある。メタコミュニケーションにおいても同様である。ここではメタコミュニケーションに使われるメタメッセージ

(meta-message) について、さらに考えを深めていこう。

メタメッセージの効用

メタメッセージ　　まず、メタメッセージは相手にメッセージを解釈する方法について知らせることに役立つ。ベイトソンが指摘しているように、あらゆるコミュニケーションは、それに随伴するメタコミュニケーションによって修正される。しかし、メタメッセージは語られる言葉に平行して表現されたり、意味づけられたりもする。

　メッセージとメタメッセージのあいだに矛盾がある場合には、いつも危険であるというわけではない。メタコミュニケーションが人間関係におけるトラブルとなるのは、たとえば、家族のなかで言語的には愛するといわれるが、同時に動作では拒否が示されるような場合である。メタメッセージを受けるのが幼子であれば、とりわけ非言語的なメタメッセージを信じやすいからである。このような状況では、話し手の声の調子やしぐさのほうが明らかに言葉よりも重みがあるので、相互作用に深刻な影響を与えることになる。

声の調子
しぐさ

　寝たきりの患者と出会う看護者もメタメッセージで相手を傷つけないような配慮が必要になる。また、看護教員が学生に親切な言葉をかけながら、同時に声の調子が冷たく威圧するようであれば、学生は混乱することになるであろう。言語的メッセージに、それと矛盾する非言語的なメタメッセージが随伴しているからである。

関係性とメタメッセージ

　人間関係におけるメタメッセージは、あらゆる言語的、非言語的なメッセージに内在している。話し手が特定のメッセージを特定の人に伝える権利をもつとみているからである。

地位・勢力	さらに、関係的なメタメッセージは、話し手の地位、勢力などを反映することもある。

　関係性にかかわるメタメッセージは、問題がすでに存在する人間関係においてはいっそう重要な意味があるように思われる。関係が自発的で健全であれば、関係性のこの面は背景に後退するであろう。逆に、病める関係の場合には、関係性の面で恒常的な争いが特徴であり、コミュニケーションの内容面は次第に重要性を失っていくものである。相手が話そうとしていることを知ったときにも、つねにメタメッセージを誘発する。話そうとしているのに無視されると、子どもの場合には心の外傷体験となりやすい。

子どもの尊厳	子どもの尊厳にかかわるメッセージを、子どもは決して忘れない。おとなになっても
神経症 人格障害	自己観のなかに組み込まれている事実は、神経症や人格障害の事例にみられる。

4. 人間関係を理解する視点

　人間関係を理解するには、人と人の相互作用をコミュニケーションの視点からみることが必須である。人間関係にかかわるコミュニケーションを把握するための条件について、ワツラウィック（Watzlawick, P.）らの提言にそって次にふれておこう。

　①人は伝えないわけにはいかない。
　コミュニケーションは意図的に、意識的にあるいは首尾よく生じることもある。送られるメッセージはいつも受け取られるメッセージとはいえない。しかし、メッセージのなかには受け手の心に持続的に思い出されるものがある。
　人は絶えず話すわけにはいかないから、言葉によるコミュ

非言語的な行動	ニケーションは非連続的だといわれる。しかし、コミュニケーションがそれ自体連続的であるのは、非言語的な行動がつねに生じるからであるし、沈黙が重要なメッセージであることはだれでも知っている。
沈黙	家族や親しい友人たちのなかには、沈黙が他の人にどんな影響を与えているかについて気づいていないことがある。いつも黙っている人は、あたかも沈黙によってコミュニケーションを避けているかのように振る舞っている。沈黙は、言葉が人によって解釈されると同じように、いつも解釈されるわけではない。
コミットメント（関与）	どのようなコミュニケーションであれコミットメント（関与）を意味するから、メッセージの送り手が受け手との関係をどのようにみるかにかかるのである。
痛み	精神分裂病者はあたかもコミュニケーションをしないことで、コミットメントを回避しているように振る舞うのである、といわれている。他の家族員が病者にコミュニケーションをしないのは、関係にともなう責任を否定することになり、病者と似た目的にそっているようにみえる。このように、沈黙が誘発するメタメッセージのなかには、痛みを伴うものがあることを忘れてはならない。
	②あらゆるコミュニケーションは内容と関係性をもつ。
レポート（報告） コマンド（命令）	前述したところであるが、コミュニケーションには、2つの機能、レポート（報告）とコマンド（命令）がある。この区別はコンピュータ操作に似ている。最初にデータが必要であり、次にデータに関する教示がいる。
	どんなコミュニケーションでも、すべての伝えられるメッセージには、2種類の「意味」がある。ひとつはそのメッセージが先行事象についての陳述であり、レポートとしての意味である。もうひとつは、そのメッセージが後続事象の原因

または刺激となるという意味で命令なのである。

　メッセージの内容面は、相互作用においてあまり難しい問題になることは少ない。このレベルでの相互理解に必要なのは、2人が共通の言語を用い、信号がゆがめられることなく言葉を同じように解釈できるからである。とはいえ、このレベルであっても誤解が生じることもままある。たとえば、親世代と十代の子どもとのあいだには語彙の相違がたびたび指摘される。この種の誤解はつねに深刻になることはなく、かえってユーモラスに楽しまれることもある。

　しかし、メッセージのレポート面の混乱は必ずしも無邪気なものといえないことがある。子どもに対して適切でない言葉遣いをすると、子どもの空想に深刻な悪影響を与えることさえある。

外在化　　　会話におけるレポート面とコマンド面は、「寒いね（レポート）。窓を閉めてよ（コマンド）」のように言葉により外在化される。しかし、レポート面は誤解されることは少ないけ
暗示　　　れども、コマンド面は別のことを暗示する場合もある。たとえば、受け手が窓を閉めないで、「セーターを着たらいいでしょうに」と応答する可能性がある。

　また、受け手がメッセージのレポートだけを「聞き」、内包するコマンドに全然気づかない結果、レポートにだけ応答
語られないコマンド　　　することもある。家族や親しい友人関係では、語られないコマンドが人を傷つけたり恨みになったりする。相手の心にあるコマンドに気づかずに、応答に失敗するような場合である。受け手が「話していないじゃないか」と立腹するのは当然である。要求をいわなくても相手はわかっているはずだ、とい
思い込み　　　う思い込みのつよいメッセージの送り手は、相手を混乱に巻き込んでしまうのである。「晩飯は何時だ」と、いらいらしながら妻に問う夫は、自分が空腹ですぐ食べたいのだという

1・人間関係論の視点　9

情報を妻に的確に伝えたと思い込んでいる。しかし、妻は、夫のメッセージに含まれるコマンドを、意識的または無意識的に見逃す場合がある。結果は読者の想像どおりであろう。

パンクチュエーション

③関係性の質は、コミュニケーションの継起に対するパンクチュエーション（句読点を付ける、区切って意味付けること）に左右される。

コミュニケーションにおいて、メッセージおよびその応答が不確実であれば、その継起について、かかわる人びとそれぞれが異なって知覚することがままある。たとえば、口やかましい妻と受け身の夫の場合、妻は「あなたが黙っているから、私はつい口やかましくいうことになるの」といえば、「君が口うるさいから、ぼくは黙ってしまうんだ」と夫はこたえる。どちらも喧嘩を始めるのは相手だ、と確信しているのである。

コミュニケーション継起

刺激と反応

葛藤

これは、すべてのコミュニケーション継起が円環的であることを示唆している。観察者の立場でみると、コミュニケーション継起は途切れない流れにみえるけれども、参加者にとっては、この流れは刺激と反応の単位に区分してみることになる。1人は相手を刺激とみるが、自分を受け手とみる。別の人は自分を受け手と感じ、相手がトラブルを始めたんだと思い込みがちである。ここでパンクチュエーションとは、交互作用の流れを、（始めと終わりのある）いっそう小さな継起に分割することをいう。ともに経験した出来事の区切りかたにみられる差異は、人間関係や相互作用におけるさまざまな領域で葛藤の源泉となる。他者のパンクチュエーションに気づかずに、私がみたのが現実だ、との素朴な確信にたよりすぎると、葛藤を持続させるだけでなく、病理をつくりだすこともある。

④人間はデジタル的およびアナログ的にコミュニケーショ

ンする生物である。

デジタル・コミュニケーション　デジタル・コミュニケーションは任意に付与されたコードに基づいてなされる。これは物体を記述したり話すときには適切であるけれども、関係性を扱うには不適切である。アナログ・コミュニケーションは、それが代表するものに直接的に結びついていると考えられる。一般的にいえば、言葉はデジタル的（記号的）であるが、非言語的コミュニケーション（サイン）はアナログ的である。生物のなかで人間という種のみが、アナログ的およびデジタル的なコミュニケーションを使う能力をもっている。

アナログ・コミュニケーション

⑤コミュニケーションによる交換のすべては、関係性の面で対称的か相補的である。

前者は対等性を、後者は差異性を示唆する。人間関係のパートナー同士が同一性を求める関係性は対称的であり、差異（母－子、支配－服従、教師－学生）による関係性は相補的なのである。

5．信頼関係の基本

人は、人間関係のなかでコミュニケーションを通じて成長する。人間は環境との相互影響関係のなかで衣食住を確保し、生きるために必須のことを学び続けながら、自分の潜在能力を活性化し、人びとからの支援のもとに人生目標の達成を目指して自己実現につとめる生物である。人びとからの配慮や環境からの支えがなければ、生きることはおぼつかなくなる。

環境

支援

人間の子どもは1歳半になれば早くも、ケアしてくれる人の役に立とうとする。身近な幼児たちを遊びながら観察すると、個体差はあるものの、いずれも自発的にやさしさのお返しを楽しみながらしているのに気づく。もっとも、子らと交

やさしさのお返し

自尊心	わるケア提供者があらかじめやさしく世話をしたり、子どもの善意の模倣を見落とすことなく、心をこめてほめることを繰り返しながら、子どもの芽生えつつある自尊心を強化することが、すべての前提条件である。
ケア提供者	子どもはケア提供者（母親、父親、祖父母など）との良い関係を通して、自分の要求が的確に充足されることを経験するとき、自分を基本的に信頼できるようになるものだし、やがて人びとや環境を信頼できるようになる。パーソナリティの健康の視点から人間の生涯発達理論を構築したエリクソン
基本的信頼感	(Erikson, E. H.) は、この感覚を基本的信頼感とよび、自分とまわりの世界を信頼することができれば、自分の今と未来
希望	に希望をもつことができると考えた。乳児の無邪気な微笑には、基本的信頼感と希望を読み取ることができる。
不安	とはいえ、生後半年過ぎになると人見知りがはじまる。見慣れない人に対して不安を感じるようになる。ケア提供者とのあたたかい関係で学んだ態度を見知らぬ人に向けたとき、慣れ親しんだ態度とは違った眼差しや姿勢に不安を感じ、泣
基本的な不信感	き出すことがある。基本的な不信感を習得する場面である。これにより、子どもは自分にやさしい人とそうでない人を識別し、自分を守るすべを学びはじめる。
親和性・回避性	かくて、人間関係における親和性と回避性の基礎が築かれる。単純に、親和性がよくて回避性が悪いというのではない。両方ともに人間の生存には必須なのである。未来に希望をもちながらも、事情によって「君子危うきに近寄らず」は、む
妥当な不信感	しろ健康な認知力であり、妥当な不信感によるとみなされる。回避性があまりに強くて引きこもってしまい、人間関係から撤退すれば心の問題として援助の対象となるであろう。

　人と人の信頼関係は、希望によって支えられていることを忘れてはならない。看護や介護の仕事にたずさわる人びとは、

人と人のコミュニケーションのありようを理解し、希望をもってクライエント・患者に接することで援助的な人間関係づくりに努めるとよい。

【参考文献】

岡堂哲雄著　1974　集団力学入門〜人間関係の理解のために　医学書院

長谷川浩編　1997　人間関係論　医学書院

G・ベイトソン著　佐伯泰樹ほか訳　1986　精神の生態学　思索社

Watzlawick, P., Beavin, J. H. & Jackson, D. D.　1967　Pragmatics of Human Communication. Norton: New York.

2 社会的役割と人間関係
――役割葛藤の解決に向けて

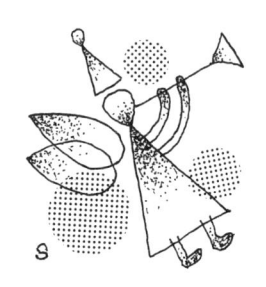

1. 役割とは

地位と役割

　集団や組織は、所属する人びとを特定の地位に位置づけて構成されている。家族においては夫と妻、学校においては教師と生徒、病院においては患者と看護婦というように、集団や組織においては、必然的に地位の分化がみられる。つまり、地位とは、集団や組織のなかでの他者との相対的な関係において決定される位置のことである。人は、ある地位につくとそれにふさわしい行動様式を身につけるよう他者から期待されることになる。その行動様式のことを役割といい、他者からのそのような期待のことを役割期待とよぶ。

　私たちは、通常、特定の相手との過去のやりとりを通してその人に対する信頼を形成したり、その振る舞い方を決定していく。相手との過去のやりとりの蓄積が十分でなかったり、やりとりをする際に互いの意志疎通が不可能な場合には、相手に対する信頼を形成し得ないし、相手の意志を確認する術も断たれているために、どう振る舞っていいのか判断に迷うだろう。

（欄外）
地位の分化
役割
役割期待

囚人のジレンマ　このような人間関係を単純化した状況が「囚人のジレンマ」である。これは、次のような状況である。ある事件で2人の共犯容疑者が逮捕された。2人は、逮捕後、互いに連絡をとることが許されず、別々に取り調べを受ける。その際、警官は、囚人に対して個別に以下のように述べる。「あなたには、2つの選択肢がある。1つは黙秘、もう1つは共犯を自白することだ。もし2人とも自白したのなら6年の刑。片方が自白して、もう片方が黙秘をすれば、自白したほうは1年に減刑されるけど、黙秘を続けたほうは10年の刑になる。もっとも、2人とも黙秘を続けるなら両人とも3年の刑となるけど、あなたの相棒がどうするかわからないものな。さあ、あなたはどうする？」（図2-1）。

　私たちがこのような状況におかれると自白か黙秘かの選択に悩まされ、ジレンマに陥ることになるだろう。この状況は、自らの行動の選択が相手の出方次第に依存していることと、その相手の出方自体が不確実な要素を含んでいることを意味しており、**コンティンジェンシー（条件依存性・偶発性）** コンティンジェンシー contingency（条件依存性・偶発性）という概念で表される。また、自分と相手とを入れ換えても同じような状況にあることから、ダブル・コン

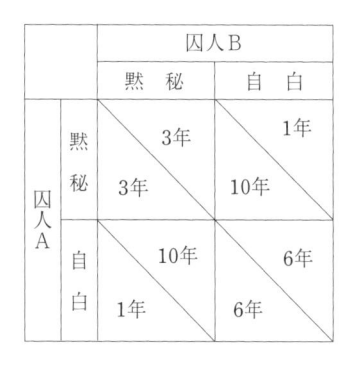

	囚人B	
	黙秘	自白
囚人A 黙秘	3年 / 3年	1年 / 10年
囚人A 自白	10年 / 1年	6年 / 6年

図2-1　囚人のジレンマ

| ダブル・コン
ティンジェン
シー | ティンジェンシーということがある。
　ところが、役割について人びとの間に合意がある場合には、特定の地位についた人は、おそらくこのように振る舞うだろうという行動の予測が可能である。こういった状況では、コンティンジェンシーは、縮小する。相手の役割に関しての明白な証拠が存在する場合には、たとえ初対面の相手でもスムーズにやりとりできるのである。警察官の制服を着けた人物に道を尋ねたり、病院で白衣をまとった女性に注射をしてもらうのに、私たちは何の戸惑いもおぼえない。これは、制服や白衣が彼らの役割を明示しているからであり、彼らがその役割にふさわしい行動をとるに違いないことを私たちが確信できるからである。つまり、役割には、行動を予測可能にするはたらきがある。 |
行動の予測	
役割行動	また、このような役割期待に基づく行動（役割行動）は、期待を抱く側から評価され、コントロールを受けることになる。上の例でいうと、上手に注射をした看護婦は、役割にふさわしい者として認められ、賞賛されることになる。逆に、その役割の遂行に不都合が生じた場合には、下手な看護婦として、非難や叱責を受けることになる。このようにして、その役割についた者がその役割にふさわしい行動をとるようにしむける社会的な圧力が存在する。これは、役割のもつ規範的側面（役割規範）である。
役割規範	
	一方、役割を担う側も役割に基づいて行動を選択する。看護婦が異性の患者を意識して注射ができないということは、通常起こりえないことである。つまり、役割が明白な場合、役割を担う側にとっても相手から期待されている行動が明らかなので、行動の選択に迷うことはなく、コンティンジェンシーが縮小することになる。
	人は、だれしも望むと望まざるとにかかわらず、さまざま

社会への関わり　な役割を身につけている。そして、人は、他者との関係のなかでいくつかの役割を果たすことで、社会への関わりをもつ。一方、他者からの役割期待を学習するなかで社会の一員としての規範を内在化し、自我を形成していく。すなわち、役割とは、個人と社会とを結びつける仲介のはたらきをすると考えることができよう。人は、役割を介して、社会的存在としての自己を実現することになる。

役割取得と役割距離

　私たちが生まれながらに特定の役割を担っているということは稀である。意図的であれ、無意図的であれ人生のある時期に特定の役割についた後は、役割を自我の一部として取り**役割取得**　入れていく内在化の過程が生じる（役割取得）。つまり、「役割が人をつくる」ということである。新人看護婦は、最初は頼りなげで自らも自信をもてないかもしれないが、それは、むしろ当然のことであり、彼女らは、仕事を継続することでその役割にふさわしい人材として育っていくのである。「適**適材適所**　材適所」は、人の配置の前提条件であると同時に役割取得の結果として実現されると考えるべきであろう。

　ところで、役割取得は、どのような過程を経るのだろうか。親と子ども、看護婦と患者といった、対応する位置にある**対応役割**　互いに補完的な役割を対応役割、その相手のことを役割相手**役割相手**　という。役割相手が存在することが役割が成立する前提である。子どもがいなくては、親の存在はあり得ないし、患者と看護婦も同様である。私たちは、役割相手とのやりとりを通してはじめて、その役割を担う者としてふさわしい行動の獲得が可能になるのである。また、私たちは、一方では、自らの役割を理想的に演じている他者の行動をお手本として、積**役割モデル**　極的に模倣していくことがある（役割モデル）。

  さらに、役割取得過程には、その役割に対して個人がどの程度、意欲をもって取り組んでいるか（動機づけ）ということが大きく影響する。そして、その動機づけの違いは、役割に対する従事の仕方にも影響する。看護婦を天職とみなして、他のすべてを投げ出さんばかりに仕事に没頭する者もいれば、単なる生活の糧を得る手段として割り切って考える者もいるかもしれない。このような役割に従事する度合いのことを役割関与という。前者のように看護婦の仕事に全面的に没入している者は、仕事に生きがいと誇りを感じることになるだろうが、反面、過労や燃えつき症候群（バーンアウト）などの問題に結びつく可能性もある。

動機づけ

役割関与

生きがい
過労
燃えつき症候群

  そこで私たちは、1つの役割に没頭するのではなく、当の役割を遂行しながら、そこには収まりきらない自分らしさを演出してみせることになる。看護婦が、病棟で支給された白衣の帽子の留め具に凝ってみたり、冷徹な外科医が手術中に助手や看護婦に冗談をいったりすることが例としてあげられる。個人と役割とのあいだのこのような乖離（かいり）を役割距離という。私たちは、自らにとって適切に感じられる役割距離をおくことによって役割に埋没することなく、自分らしさを確保しているのだといえよう。

役割距離

役割葛藤

  私たちは、通常、複数の役割を通して社会に関わっている（図2-2）。Aさんは、時間のやりくりに苦労しながら、図で示したような複数の役割を果たすことになる。社会構造が複雑化するにつれて、1人の人が担わなければならない役割の数は増加し、多様になっている。それらの複数の役割のあいだには、互いに矛盾、対立が生じる可能性が存在し、そのような状況で役割を担う人が陥る心理状態を役割葛藤という。

役割葛藤

```
          ┌ 女性
          │ 日本国民
          │ ○○病院◎◎科看護婦長
     Aさん ┤ 妻
          │ 母
          │ ◇◇テニスクラブ会員
          └ □□教会の信者
```

図 2-2　同一個人の複数の役割の例（石川, 1997を参考に作成）

```
                        ┌ ○○病院病院長に対する役割
                        │ 他の科の看護婦長に対する役割
   Aさんの○○病院◎◎科看護婦長 │ 看護婦、看護主任に対する役割
   の役割に付随する役割      ┤ 医者などの医療スタッフに対する役割
                        │ 患者とその家族に対する役割
                        │ 病院の事務員に対する役割
                        └ 病院外の人びとに対する役割
```

図 2-3　役割群の例（石川, 1997を参考に作成）

役割間葛藤　　この場合、特定個人の複数の役割のあいだに葛藤が生じていることから、役割間葛藤とよぶ。

　たとえば、体調が悪くてぐずっているわが子を保育園に預けて、病院で患者の看護にあたる看護婦がそれに該当する。彼女は、わが子への申し訳なさから、いつもよりも熱心に看護にあたりながらも、体調不良のわが子を他者に預けなければならない矛盾に苦しむことになる。母親役割と看護婦役割の葛藤である。1人の人の担う役割の数が増えるほど、役割間葛藤の生じる可能性は、高まることになる（役割過剰）。

役割過剰

役割群　　単一の役割においても他者との相対的な位置関係でさまざまな役割関係が結ばれることになり、これらの総体を役割群という（図2-3）。役割のなかには、この役割群を多くもつものと少なくもつものとがある。Aさんの例（図2-2）で

2・社会的役割と人間関係　19

いうと、妻の役割は対応相手が夫しか存在しないわけであるから、相対的に役割群の少ない役割といえよう。一方、看護婦長の役割には、図2-3で示したように多くの役割相手が存在する。役割群が大きくなるほど、それぞれの役割関係に応じて同一の人に異なる期待がよせられる可能性も高まる。このように役割群を構成する複数の役割相手からの役割期待が相互に矛盾する場合に感じる葛藤を、役割内葛藤とよぶ。

役割内葛藤

たとえば、退院を主張する患者やその家族と入院継続を命じる医者とのあいだで、調整に苦慮する看護婦の姿があげられる。

役割葛藤には、この他に自己と役割のあいだの葛藤がある。すなわち、外部からの役割期待と役割主体者のパーソナリティや欲求性向とのあいだに矛盾が生じているような状況であり、役割に関しての適性と考えることもできる。ただし、適性とは、固定的で不変のものではなく、役割取得の過程を通じてより高まっていくものだと考えるべきであろう。

適性

ライフサイクルと役割の移行・変化

私たちは、時間経過とともに人生の異なるステージを歩む。小学校入学、就職、結婚、退職といったライフサイクルの転換期には多くの役割の移行・変化が起こる。これは役割数の増減とも関連し、個人にとって役割間葛藤の原因ともなる。

ライフサイクル

看護婦の結婚

たとえば、看護婦の結婚について考えてみよう。彼女は、結婚することで妻という新たな役割を自らの役割に加える。交代制の勤務と家事の両立は、困難なことには違いないが、配偶者の理解や協力を得て、何とか日々の生活を送ることができるかもしれない。その後、子どもが誕生すると彼女には母親という新たな役割が加わる。ここにいたって、彼女は、仕事と家事・育児の両立を困難と感じ、看護婦職から離れる

かもしれない。これは、役割数の増加に対して役割を整理することでの対応といえる。個人が担ういずれの役割も優先順位をつけがたいほどに価値が拮抗している場合には、役割を取捨選択することは難しく、役割葛藤が深刻さを増す。

役割の移行　　また、役割の移行は役割内においても起こる。初々しい看護婦は、時間が経過して経験を積むにつれて、主任看護婦、看護婦長と役割を変えていく。時間経過にともなって展開されるこういった一連の諸役割の継起ないし出現のパターンを**役割系列**　役割系列という。同一役割内で役割系列を移行する際にも役割葛藤が生じる可能性は高い。かつて、患者のことだけを第一に考え、熱心に仕事にあたっていた看護婦がその仕事ぶりが評価され、婦長に抜擢されたと仮定しよう。彼女は、以前にもまして真剣に仕事に取り組むだろうが、看護婦の管理、他の部門との調整などに追われ、患者と接する機会が少なくなると、それを不満に思い、役割葛藤に陥るかもしれない。

　　東（1990）は、組織内での役割が移行するにつれて役割担当者の性格特性が変容していくことを明らかにした。彼は、**性役割パーソナリティ**　性役割パーソナリティの考え方に基づき、尺度得点によってサンプルを以下の4群に分類した。それは、男性に典型だとされる性格特性を多くもつ「男性型」、女性に典型だとされる性格特性を多くもつ「女性型」、両方の性格特性をあわせもつ「両性具有型」、両方とももたない「未分化型」である。その結果、職位が看護婦、学生指導係、主任、婦長と上がるにつれ、すなわち、経験年数が長くなり、職位が高くなるにつれ、両性具有型と男性型が増加し、女性型と未分化型が減少することが明らかになった。この現象が加齢による変化でないことは、婦長と年齢の近い専業主婦を対象にした調査の結果、専業主婦のほうが女性型と未分化型が多いことから明らかである（図2-4）。

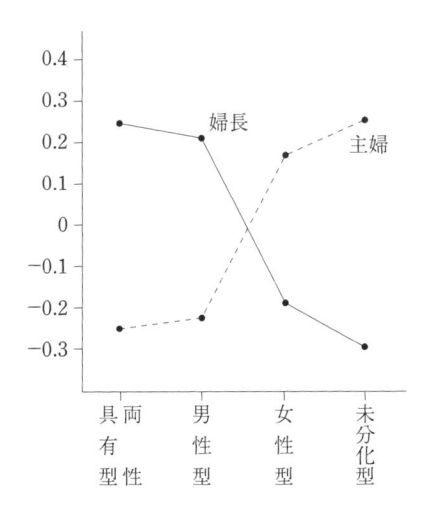

図 2-4　各性役割パーソナリティの出現頻度に関する
　　　　婦長群と主婦群との比較（東，1990）

（縦軸は、出現頻度に基づく統計量を示しており、点数が
高いほど出現頻度が高いことを意味する。）

看護婦という同一の役割内でもその職位の違いによって果たすべき役割が異なる。人は自らの役割にふさわしいように自我を形成していくということであろう。

2. 看護婦をとりまく状況

手段的役割と表出的役割の狭間で

ジョンソンとマーチン（Johnson & Martin, 1958）は、看護婦を医師－看護婦－患者の社会体系においてひとつの役割を演じるものとして捉え、その独特の貢献が何であるかについて論じている。

彼らは、社会体系のかかえる問題をグループの目標遂行に関連したものと、グループ内の個人間の緊張を処理し体系内に調和をつくり出すものの2種に分類し、前者を手段的問題、

手段的問題

表出的問題

後者を表出的問題とよんでいる。医師－看護婦－患者の体系における手段的問題とは、疾病を診断し治療するために有用な知識を利用することであり、その専門家の役割（手段的役割）を医師が担うとしている。表出的問題は、体系メンバーの緊張を処理することであり、その専門家の役割（表出的役割）を看護婦が担うとしている。ただし、2種の役割は、医師と看護婦のあいだで完全に分担されるような性質のものではなく、2者のあいだでの優先順位が異なるにすぎない。そして、病気による環境の急変のために通常よりも他者からの支持や受容が必要な状況である医療現場においては、とくに看護婦の表出的役割が重要であることを彼らは主張している。

看護婦の表出的役割

つまり、医療従事者は、患者に対して、手段的役割と表出的役割をチーム全体で分担し、遂行する必要があると同時に、それぞれのメンバーにおいても両方の役割を果たすことが期待されている。もっとも患者と接する機会が多い看護婦は、とくに両方の役割を果たすことが必要とされる。ところが、この両方の役割は、互いに矛盾・対立する場合が想定される。たとえば、不治の病の患者に対して、あたたかく共感的に接しながらも、苦痛をともなうかもしれない治療を施さざるを得ない看護婦の姿が浮かんでくる。

バーンアウトの要因

それでは、患者との人間関係は、看護婦にとって煩わしいだけであるかというと、決してそうではない。田尾（1989）は、看護婦を含むヒューマン・サービスに従事する人びとのバーンアウトを規定する要因についての調査を行った。その結果、仕事が曖昧で、対人関係に起因した煩わしさを感じるほどバーンアウトを経験することになり、逆に、患者が依存してくるほどバーンアウトを経験する度合いが低くなっていた。つまり、看護婦にとって患者との関係は、仕事上の悩みの種でもあり、また同時に、仕事に生きがいを感じたり喜び

を感じる源でもあることになる。

看護婦の職務分担の不明瞭性

看護婦と医師との関係は、患者の治療を共通の目的とした職業的相補的関係にあるといえる。二者間のコミュニケーションに基づいた役割分担が円滑な治療活動につながることは自明なことだと考えられる。

ところが、看護業務の範囲や業務項目の分類において統一的な見解が存在しないこと、すなわち業務の無定量性が看護婦の役割遂行を困難にしていることが指摘されている。つまり、看護婦の役割にふさわしいとみなされる行為様式やその内容は必ずしも明確とはいえず、看護職は役割曖昧性の高い仕事の典型のひとつとされている。

このような状況では、治療者と患者のあいだで看護婦の業務や役割に関しての認識のズレが高まることが予想される。そのような認識のズレは、役割内葛藤の火種を宿すことになる。看護業務の内容や範囲に関するマニュアルの作成などを通して治療関係者のあいだで看護婦の職務内容についての合意を形成し、看護婦の役割曖昧性を低めることで、この種の葛藤を未然に防ぐことが期待できる。

（欄外：職業的相補的関係／業務の無定量性／役割曖昧性）

3. 役割葛藤と人間関係

役割葛藤のはたらき

私たちは、暗黙のうちに、葛藤は不快で嫌なもの、できることなら避けるべきものとして考えている節がある。だが、はたして本当にそうなのだろうか。

役割葛藤が生じると個人にとっては大きなストレスになり、一時的ではあっても適応困難な状態に陥る危険性がある。し

（欄外：ストレス）

かし、そのような危機的な状況は、看護婦という仕事のもつ意味、価値について自ら再考したり、仕事をより充実したものにするために何が必要なのかを、家族や同じ職場に勤務する人びとと話し合う機会を提供してくれる可能性がある。私たちは、日々の仕事に埋没し、日常生活に追われていると、さまざまな役割を果たしていくのに精一杯で自分自身を見失いがちである。役割葛藤に直面し、それに何とか対応していこうとすることで忘れ去られていた自己の回復、自分らしさの再発見ができる可能性があるということである。そのようなプロセスを経て、自らの役割に新たな要素を加えていくことを役割形成とよぶ。

自己の回復

役割形成

　役割葛藤が対人関係に影響する場合の多くは、それが対人葛藤として顕在化しているような状況だと思われる。そのような状況においては、役割葛藤は、それを担う当事者個人のみならず、その役割に関わりをもつ周囲の人びとに影響を及ぼす。その際、葛藤を経験することで、むしろ互いの共通点を再認識し、関係がより強固なものになる場合があることが明らかになっている。いわゆる「雨降って地固まる」といった現象である。このことが二者関係にとどまらず、集団や組織においても適度な葛藤とそれへの対応が固定化・硬直化の打破につながる。

適度な葛藤

　以上のように、役割葛藤は、個人や対人関係に対して必ずしも否定的な影響ばかりを及ぼすわけではない。要は、必然的に生じる役割葛藤をどのように認知し、どう対応していくかということだと思われる。

葛藤解決のために

　役割葛藤に陥った人の葛藤解決方略は、個人内で解決する場合と他者との関係を通して解決する場合に大別することが

できる。

主要役割の選択　個人内での解決方略としては、複数の役割の中から1つだけを選び出し、他のものを無視・軽視するという「主要役割の選択」が考えられる。看護婦としての仕事に専念し、結婚や出産を断念するか、看護婦職を退いて専業主婦に専念するかの二者択一的な方法である。また、複数の役割期待に対して、その間の調整や妥協によって、適度の範囲において行動する「役割の中和」という方略を選択すると、人は、平凡な看護婦、まあまあの母親であることに満足を見いだそうとする。あるいは、場面による自己の使い分けを行う「役割コンパートメント化」で葛藤に対処しようとすると、白衣を身につけているあいだは看護婦、それを脱いだ瞬間から妻や母親の役割に変身するということになる（船津，1987）。このなかでどの方略を選択するかは、その個人の価値観やおかれた状況によって影響を被る。だが、いずれにしても役割葛藤への対応は、その人にとっての人生の節目における重要な意志決定であることを自覚すべきであろう。

役割の中和

役割コンパートメント化

　他者との関係を通しての葛藤解決には、先にあげた「囚人のジレンマ」の解決法が参考になる。あのような状況が生じるには、2つの前提条件がある。1つは、相互のコミュニケーションが不可能で孤立していること、他の1つは、互いに相手を信頼しきれないことである。つまり、コミュニケーションを介して問題の所在、構造を明らかにできてはじめて、協力して問題に立ち向かうことが可能になる。そして、治療スタッフのあいだで問題解決の経験を共有し、それを蓄積していくことが信頼関係の形成につながると思われる。

患者の治療　医療技術の高度化・専門化にともない、「患者の治療」という課題を共有している治療スタッフは、互いに適切に役割を配分し、個々のメンバーがそれぞれの役割を遂行すること

を通してチーム全体で問題に取り組む必要性がますます高まっている。そのなかで看護婦が果たす役割の重要性を自他ともに再認識する必要があると考えられる。

ナイチンゲールの再評価

近年、看護婦という職業を社会的に認知させた業績に基づいてナイチンゲールを再評価しようとする動きがある。松野(1998)によると、彼女は、「献身的で従順」といった看護婦観に対して戦い、高度な知識と技術に支えられた専門職として看護職を位置づけるのに貢献したとされている。看護婦は、

専門的な役割の遂行

その専門的な役割の遂行を通して、患者を苦痛から解放し、多くの喜びをもたらし、また、自らもその経験を通じて成長していく希有な職業のひとつであるといえよう。

【引用文献】

東清和　1990　看護職の職位と性役割パーソナリティとの関連性　産業・組織心理学研究　Vol. 4(1)　3-16

船津衛　1987　自我と役割　永田良昭・船津衛編　社会心理学の展開　69-75　北樹出版

石川実　1997　家族内の地位と役割　石川実編　現代家族の社会学　76-94　有斐閣ブックス

Johnson, M. M. & Martin, H. W.　1958　*A Sociological Analysis of the Nurse Role.*（林滋子訳　1967　看護婦の役割についての社会学的分析　稲田八重子ほか訳　看護の本質　183-200　現代社）

松野修　1998　フローレンス・ナイチンゲール ― 看護婦という職業の発明 ―　板倉聖宣・松野修編　社会の発明発見物語　126-141　仮説社

田尾雅夫　1989　バーンアウト ― ヒューマン・サービス従事者における組織ストレス ―　社会心理学研究　Vol. 4(2)　91-97

【参考文献】

清俊夫　1997　患者役割行動の心理と過程　岡堂哲雄編　患者の心理とケアの指針　36-48　金子書房

高良美樹・飛田操　1997　対人関係の心理　岡堂哲雄編　看護と介護の人間関係（現代のエスプリ別冊）22-37　至文堂

3 小集団のダイナミックス
　——集団力学の知見

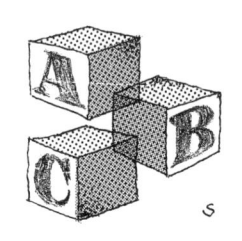

1. 社会的影響過程

キティ・ジェノヴィーズ殺害事件

　1964年3月13日の早朝、午前3時20分のことであった。キャサリン・ジェノヴィーズ（通称キティ）が、仕事帰りに、アパート前の駐車場で車から降りたところ、突然、暴漢に襲われた。彼女の悲鳴を聞いて、アパートの住人の数名が、部屋の明かりをつけたり、窓をあけたりした。そのため、暴漢は、一度は退散した。ところが、誰も助けに来ないのをみて、暴漢は再度、キティに襲いかかったのである。彼女の「助けて！　刺されたの」、「殺される」の叫び声に、今度も何人かが、明かりをつけたり窓をあけたりし、暴漢は再度退散した。しかし、それでも誰も助けに来ないのをみて、なんと、暴漢は、みたび彼女に襲いかかり、ついにはキティを殺害してしまったのである。

　この段階になって、はじめてアパートの住民から警察に通報がなされ、通報のわずか2分後には、パトカーが現場に到着したのだった。

　後の調査では、アパートにいた住民のうち、事件に気がつ

いて明かりをつけたり窓をあけたりした人が、なんと38人も存在していたことが判明したのである。つまり、38名もの住人が事件を認識しながら、被害者への援助を行わなかったことになる。当時のマスコミは、この事件を大きくとりあげて、現代社会の冷淡さを主張した。

 しかし、これらの住民たちは、本当に、冷淡で非援助的な人たちであったわけではないのである。38名の目撃者たちは、被害者について気の毒だと思ったり、心配したりしていたと語っている。ただし、みんなが事件に気がついて明かりをつけたり窓をあけたりしていたのだから、他の人がきっと助けに行くだろうと思ったと語っていたのである（以上は、中村, 1983に基づく）。

 つまり、援助への責任が、自分だけでなく、他の人にも分散されてしまったのである（援助行動抑制の責任分散仮説）。38名もの目撃者がいたのに援助が行われなかったのではなく、38名もの目撃者がいたからこそ、援助が行われなかったのである。

 この事件は、他者の存在が、私たちの行動に大きく影響していることを示している。

社会的勢力

 特別の理由がないかぎり、生徒は教師の指示に従い、部下は上司の命令に従う。わたしたちは、毎日、他者と関わりながら生活しているが、このような社会的相互作用は、一方が他方に影響を与えるという社会的影響過程としても、とらえることができる。とくに、医者や看護職が、患者の健康のために必要であると考えて勧めた指示に、その患者が応じて従ってくれるかどうかというコンプライアンスは、治療の成果を左右する重要な問題である。このような一方が他方に影響

側注: 被害者への援助／現代社会の冷淡さ／援助行動抑制の責任分散仮説／社会的影響過程／コンプライアンス

表 3-1　社会的勢力の分類（French & Raven, 1959）

報酬勢力	相手が自分に対して報酬をもたらす能力があると認知することに基づく勢力。たとえば、上司による人事評価が、自分の昇進や昇給に影響すると認知して、その上司に従う場合などがこれにあたる。
強制勢力	相手が自分に対して罰を与える能力があると認知することに基づく勢力。上司の人事評価が、自分の減給に影響すると認知するときのような場合。
専門勢力	相手は特別な知識や能力、あるいは優れた専門性をもっていると認知することに基づく勢力。患者が、医師や看護婦に従うのは、医師や看護婦が専門的な知識や能力を有していると認知しているからであることが多いと思われる。
参照勢力	相手のようになりたいと思っていたり（同一視）、相手に好意をもっていたり、信頼していることに基づく社会的勢力。あこがれの先輩看護婦のいうことに従ったり、恋人からの忠告を受け入れたりする場合。
正当勢力	相手は、影響を及ぼす正当性をもつ、あるいは、その関係においては、自分は影響を受け入れる必要があると認知するときの勢力。裁判官や警察官に従う場合など。

社会的勢力　　を与えることができるという社会的影響の潜在的可能性のことを「社会的勢力」とよんでいる。

　フレンチとレイヴン（French & Raven, 1959）は、社会的勢力の基盤として、表3-1に示したような、5つの分類をあげている。実際には、これらの社会的勢力の基盤は相互に関連しているであろうし、異なった種類の基盤も考えられるが、部下-上司、生徒-教師、そして、患者-医療従事者のあいだの社会的影響過程を考察する際の参考になろう。

2. 集団とはなにか

集団の特徴

集団　　　　われわれは、人生の大部分を実に多様な集団に所属しなが

ら生活している。家族、学校での学級やクラブ、職場、あるいは地域社会など、所属する集団がわれわれに及ぼす影響やその重要性は、はかりしれない。とくに、医療や看護においては、病院看護、在宅看護にかかわらず、ほとんどの活動が集団で、あるいは集団の影響のもとに行われているのである。

　それでは、集団というものは、どのように考えることができるのであろうか。キティ殺人事件を目撃した38名のアパートの住民たちは、厳密な意味では、集団とはみなすことはできない。たまたま電車の同じ車両に乗り合わせた人たちと、集団の違いを考えることで、集団の特徴について検討してみよう。

集団目標

集団目標

　集団の特徴の第一は、集団の成員のあいだに共通の目標や解決すべき課題が存在していることである。つまり、集団には、達成すべき集団目標が存在し、その集団目標の達成に向けて成員が相互依存的な関係にある。1人の個人では達成することができないような目標や、複数の人が協同するほうが目標の達成や課題の遂行に効果的な場合に、集団が形成され、集団での活動が展開される。とくに、医療・看護にかかわる集団は、「患者の健康と幸福の追求」という集団目標を共有しており、その目標の達成を目指して機能するように組織化されている。

集団の構造

集団の構造

　集団を特徴づけている第二の側面は、集団の構造である。集団には、それぞれの成員のあいだに、異なった役割と地位との分化がみられるようになる（地位と役割については、第2章を参照）。医療や看護においては、集団目標の達成を目

指して、医者、看護婦、コメディカルといった役割が分化し、また、部長や婦長、主任などの分化が生じる。

そのほかの集団の特徴として、成員のあいだでの相互作用やコミュニケーションの形態を考えることもできる。集団では、多くの相互作用が行われ、またさまざまなレベルでのコミュニケーションが多くなされる。また、集団の存続性や、成員の所属意識の有無などを集団の特徴として考えることもできる。

<small>集団の存続性
所属意識</small>

3. 集団の働き

集団機能

これまで、集団の機能としては、大別すると2つの機能が存在していることが指摘されている。1つは、目標達成機能であり、もう1つが、集団維持機能である。

<small>目標達成機能
集団維持機能</small>

集団においては、集団目標の達成を目指して、さまざまな活動が展開される（目標達成機能）。ただし、その活動を展開していくなかで、集団内には、さまざまな対立や葛藤、緊張などが引き起こされる。成員個々人の個人的な問題に配慮して、このような成員間の対立や緊張を解消していくはたらき（集団維持機能）も必要とされるのである。

リーダーシップ

このような集団機能を中心的に担っている成員をリーダーといい、そのはたらきをリーダーシップという。その他の成員をフォロワーという。リーダーシップには、集団の機能に対応して、目標達成にかかわるリーダーシップと集団維持にかかわるリーダーシップとを区別することが可能である。

三隅（1966）は、集団による課題解決を指向するP機能と、

<small>リーダー

フォロワー</small>

PM理論

集団維持と強化を志向するM機能の組み合わせによって、リーダーを類型化したリーダーシップPM理論を提唱している（図3-1）。

一連の実証的研究の結果、一般的には、PM型のリーダーのもとでは集団の生産性、部下のモラール（志気）・満足度がもっとも高く、P型のリーダーのもとでは、生産性は一定程度高いが部下のモラールが低いこと、M型のリーダーのもとでは、生産性は低いが、部下のモラールが高いこと、そして、pm型のリーダーのもとでは、生産性も部下のモラールや満足度も、もっとも低くなることが示されている。

状況対応理論

ただし、どのようなリーダーシップ・スタイルが集団にとって効果的で有効となりうるかどうかは、その集団の集団目標や課題の構造、集団内の人間関係の様相、課題の困難度や切迫度など、集団がおかれている外的・内的な状況や条件によって異なるとする考え方もある。このように、リーダーシップの効果性が集団のおかれている状況によって異なるとする考え方をリーダーシップの状況対応理論という。この理論に従えば、すべての状況で有効なリーダーシップ・スタイルは存在しないのである。たとえば、生死をあらそうような緊迫した緊急手術場面においては、集団維持的なリーダーシップは、有効には機能しないであろう。

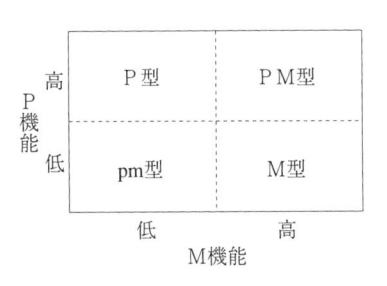

	低 M機能	高
P機能 高	P型	PM型
P機能 低	pm型	M型

図3-1　リーダーシップPM理論（三隅，1966）

集団凝集性

集団凝集性 … 集団のまとまりや結束の強さを集団凝集性という。「成員を集団にとどまらせようとするすべての力の総体」として定義されている。「患者の健康と幸福の追求」といった集団目標がもつ魅力や集団の活動がもたらす魅力、「私は○○病院の看護婦である」といったその集団に加入していることでもたらされる自尊心の高揚、職場に気の合う仲間がいるといった集団内の他の成員に対する魅力などが、この凝集性の高さに影響している。

集団規範

集団規範

標準的な行動の仕方

逸脱者

集団での相互作用が進行するにつれて、集団内の相互の行為についての共通の基準が形成されるようになる。この基準は集団規範といわれる。集団規範は、ある集団のなかで、どのように振る舞ったり、考えたり、判断したりするのかといった標準的な行動の仕方についての基準を示す。この集団規範に従っていくことで、「○○病院の看護婦」としての振る舞いを身につけていくことになる。

集団においては、形成された集団規範への同調への圧力が存在する。規範を守ろうとしない逸脱者に対しては、他の成員からコミュニケーションが集中するが、それでも逸脱が続くと、拒絶や疎外が行われるようになる。

内集団と外集団

内集団
外集団

自分が所属する集団を内集団といい、所属していない集団を外集団という。内集団にたいしては、「内集団びいき」とよばれる、自分たちのグループに対する好意的で忠誠的な行動がみられる一方、外集団への敵対行動や偏見なども同時にみられることがある。

一度形成されたこのような集団間の対立は、2つの集団を単に一緒に接触させることだけでは解消しないばかりか、かえって相互の対立を深めてしまう可能性もある。2つのグループが相互に協力することによってはじめて解決され得るような上位の課題を導入したときにこそ、これらの集団のあいだの敵対行動が減少することが示されている。

4. 集団の生産性

学校や会社、病院組織などの集団は、あらかじめ制度的に規定された公式集団であるが、集団内の人間関係が進行していくと、たとえば、「飲み仲間」といった自然発生的な非公式集団も発達してくる。この非公式集団が、集団の生産性に大きな影響を与えていることが明らかになっている。

非公式集団

ホーソン研究

1924年から1932年にかけて、アメリカのある電気会社のホーソン工場で、大規模なフィールド実験がなされた。後に、工場の名前をとってホーソン研究とよばれるようになったこの実験は、多くの有益な知見を見いだした。そのなかでももっとも重要な発見は、照明や作業時間といった物理的な条件よりも、社会心理学的な要因や職場での非公式な人間関係が、職場の生産能率に大きな影響を与えていることが見いだされたことであった。すなわち、集団の成員が受けている社会的な評価や、企業への帰属意識といった個人の心理学的変数や、職場において形成された非公式な人間関係が、集団の生産性と深くかかわっていることが示されたのである。この研究は、集団の生産性に対して、集団内の人間関係が重要な役割を演じていることを示している。これ以降、職場集団における人

ホーソン研究

社会的な評価
帰属意識

人間関係論 間関係の要因の重要性が認められるようになり、「人間関係論」としての展開をみるようになっている。

集団による問題解決と意志決定

わたしたちは、多くの場合、集団で判断をしたり、問題を解決している。集団において、会議は、情報の共有だけでなく、問題解決や意志決定の重要な役割を演じている。

ただし、一般には、集団は、その集団が潜在的に有している成果までは到達し得ないことが示されている。個人の問題解決の成果と、集団による成果を比較検討した実験結果は、一般に、集団の成果は、成員の個人成果の平均よりは優れる場合が多いけれども、もっとも優れた成員の成果よりは下回る場合が多いことを明らかにしているのである。

集団の成果
個人の成果

スタイナー（Steiner, 1972）は、集団の生産性について検討するなかで、集団の実際の生産性は、成員相互のコミュニケーションの調整過程などで生ずる過程上の損失によって低減されるという、以下のようなモデルを提案している。

「実際の生産性＝潜在的生産性－過程上のロス」

集団活動に対する働きや貢献は成員によって異なる。貢献しなくともその成果から利益を得ようとする「ただのり効果」（free-rider）がみられたり、他者が存在することによって、個人の最大努力を発揮しない「社会的手抜き」の現象があらわれることもある。

ただのり効果

社会的手抜き

ブレーンストーミング

このように、一般的には集団による生産性は、必ずしも高まるとはいえない。集団による生産性をより向上させ、優れたアイデアを生み出すための試みとして、オズボーン（Osborn）によって考案されたブレーンストーミングという集

	団討議方式がある（本間，1996）。
ブレーンストーミング	

ブレーンストーミングにおいては、討議において、①出されたアイデアの批判はしてはいけない、②自由奔放を歓迎する、③アイデアの質ではなく量が要求される、④アイデアの結合と改良が求められる、という4つの約束のもとで、成員が自分のアイデアを遠慮なく出し合う。そして、これが結果として、優れたアイデアの創造につながるというものである。

リスキー・シフトと集団思考

集団による意志決定においても、判断の偏りが大きくなったり、あるいは、誤った決定をしてしまう場合もある。

集団による意志決定においては、事前に成員個々人が有していた判断よりも、より極端な方向での決定がなされることがある（集団極化現象）。とくに、集団による決定が、よりリスクの大きな方向となる場合、リスキー・シフトとよばれている。

集団極化現象

リスキー・シフト

いかに優秀な成員をそろえたとしても、その集団が最善の決定をするとはかぎらない。ジャニス（Janis, 1971）は、これを集団思考（group think）とよんだ。アメリカ大統領のブレーンによるキューバ侵略や北ベトナム空爆継続の決定などが、この集団思考の例とされている。ジャニスは、結束が強く自分たちは優秀であると思っている集団ほど、この集団思考に陥りやすいこと、集団思考を防ぐためにはリーダーが異論や疑問を自由に話せる雰囲気をつくったり、あるいは、集団の大多数を占める意見にあえて挑戦するような人間をメンバーに含めたり、外部の専門家を会議によんだり、結論を急がずに最終決定をする前にもう一度それまでに出された疑問や異論を再チェックしたりすることを提案している。

集団思考

5. おわりに

　医療や看護は、基本的には、集団での活動である。さらに、婦長などのリーダーシップは、その集団の成果や、成員の満足度に大きな影響を与えている。集団の力学についての理解を深めることは、より望ましい医療・看護活動にとって必要不可欠である。

自助グループ
家族会
エンカウンター・グループ

　また、自助グループや家族会などの集団の活動が医療や看護にともなうことで、治療効果を高めることも多い。エンカウンター・グループなど、集団のちからを利用して自己の変革や感受性を高める訓練のための試みもなされている。

【引用文献】

French, J. R. P. Jr. & Raven, B. 1959 *The Bases of Social Power*. （水原泰介訳　1962　社会的勢力の基盤　千輪浩監訳　社会的勢力　誠信書房）

本間道子　1996　ブレーンストーミング集団における生産性の再検討　心理学評論, 39, 252-272

Janis, I. L. 1971 *Group Think*（山本憲久訳　1972　グループ決定の落し穴　ビジネス能力の創造　ダイアモンドビジネス社）

中村陽吉　1983　対人場面の心理　東京大学出版会

三隅二不二　1966　新しいリーダーシップ：集団指導の行動科学　ダイヤモンド社

Steiner, I. D. 1972 *Group Process and Productivity*. Academic Press.

4 人間関係と援助的コミュニケーション

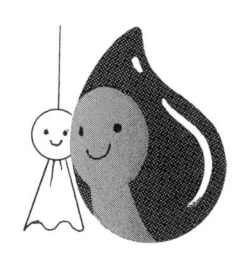

1. 人間関係の基本

人間関係の困難さ

人間は、本来、人との関わりのなかに生きていく存在である。すなわち、人は、人との信頼関係のなかで心理的な安定感や充足感を得られるものであり、また、それが意欲を高める踏み台ともなるのである（倉盛, 1995）。

人間関係の形成・維持　しかし、近年、社会状況の急速な変化にともない、人間関係の形成や維持が難しくなっていることが指摘されている。わが国では、高度経済成長以降、都市化、産業化が進み、それによって人びとの生活様式や価値観に大きな変化が生じた。これらの変化には、生活水準や技術の向上など好ましい側面もある一方で、核家族化、過密化と過疎化、地域社会におけるつながりの希薄化など問題となる側面も多い。

こうした状況を背景に、信頼関係の形成が困難であったり、また、対人関係のスキルを高める経験が不足したりすることが人間関係に困難を生じさせる要因と考えられる。

人間関係の意味

人間関係という言葉は、日常的にもよく用いられているが、もともとは「ホーソン研究」(Mayo, 1933) に関連して"human relations"が、人間関係あるいは人間関係論と訳されたことによる。したがって、人間関係という言葉は、産業組織体における経営管理方策という立場で用いられ始めたのであるが、今日では、職場にかぎらず、家庭、学校、地域社会など人間の存在するすべてのところで、人にとって重要なテーマになっている。

対人関係　類似の用語に対人関係 (interpersonal relations) がある。両者は同じ意味に用いられることも多いが、対人関係は、個人対個人の心理的関係を指すのに対して、人間関係のほうは、個人対個人だけでなく、個人対集団、集団対集団の社会的役割間の関係を含んだ2人以上のあらゆる社会的場面を指す、広義の概念である（倉盛, 1995）。

人間関係と社会的相互作用

人間関係は人と人との関わりのなかで展開される。「関わり」という場合、ある個人が一方的に他者に対して働きかけたり、影響を与えているのではなく、他者もその個人に働きかけ、影響を与えるという関係が成り立っている。このような関係を相互作用 (interaction) とよび、それがとくに社会的場面で起こっている場合を社会的相互作用という。つまり、人間関係は社会的相互作用そのものであり、このことは人間関係を展開するうえで忘れてはならない。

相互作用
社会的相互作用

2. コミュニケーション

コミュニケーションとは

コミュニケーション

コミュニケーションとは、情報やメッセージの伝達およびその解読の過程をいう（坂本，1997）。情報やメッセージとは、知識や意見の表明、感情の表出などのほか、単なるおしゃべり、挨拶や冠婚葬祭などにおける儀礼的な応答なども含まれる。

コミュニケーションの意義

コミュニケーションは、単に情報やメッセージの伝達・交換という道具的・手段的な意味だけではなく、もっと人間的な意味をもつものである。コミュニケーションを行うことは、社会的関係の基盤をなし、社会的ネットワークの広がりや他者との協調的関係を形成することにつながるものである。したがって、社会的相互作用の視点からは、コミュニケーションは、人間関係を成立・展開させる手段ということができる。

個性・独自性

そこでは、互いが、個性や独自性をもつ存在であることを認識し、その個性や独自性を尊重し、理解し合うことが大切で

```
                    ┌ 音声的 ┌ (1)言語的：発言の内容・意味
                    │        └ (2)近言語的：発言の形式的属性 ┌ 音響学的・音声学的属性
対人コミュニ       ┤                                          └ 発言の時系列的パターン
ケーション          │        ┌ (3)身体動作：視線，身振り，姿勢，接触，顔面表情
                    └ 非音声的┤ (4)プロクセミックス：空間行動，距離
                              │ (5)人工物の使用：衣服，化粧，アクセサリー，標識類
                              └ (6)物理的環境：家具，照明，温度など
```

図4-1　対人コミュニケーションの分類（大坊，1995）
(2)〜(6)は、非言語的コミュニケーション

ある。

コミュニケーションの分類

対人コミュニケーションは、伝統的にはチャンネルの違いに応じて分類される（大坊, 1995）。対面的な場面を考えると、音声をともなうか否かによって分けられる（図4-1）。対人コミュニケーションには、シンボルとしての言語を用いる言語的コミュニケーション（verbal communication）と、それ以外の非言語的コミュニケーション（nonverbal communication）とに分けられる。

> 言語的コミュニケーション
> 非言語的コミュニケーション

言語的表現と非言語的表現の表すもの

言語的コミュニケーションでは、文意や語義が問題となり、意図的で意識される程度が高い（大坊, 1995）。非言語的コミュニケーションでは、姿勢、表情、視線、言葉の調子、態度などを介して情報が伝達される。非言語的コミュニケーションによって伝えられるものは、情緒、対人的態度、パーソナリティなどである。非言語的コミュニケーションは、無意識的であり、真実性が高いという特徴がある。

コミュニケーションのプロセス

人間関係が円滑にいくためには、コミュニケーションが適切に行われなければならない。コミュニケーションのプロセスは図4-2のように、4つのステップで示される（津村・山口, 1992）。コミュニケーションをスタートさせる人が発信者、発信者のコミュニケーション内容を受け取る人が受信者である。

> 発信者
> 受信者

①記号化過程

発信者は、まず自分が伝えたいこと（考え、感じてるこ

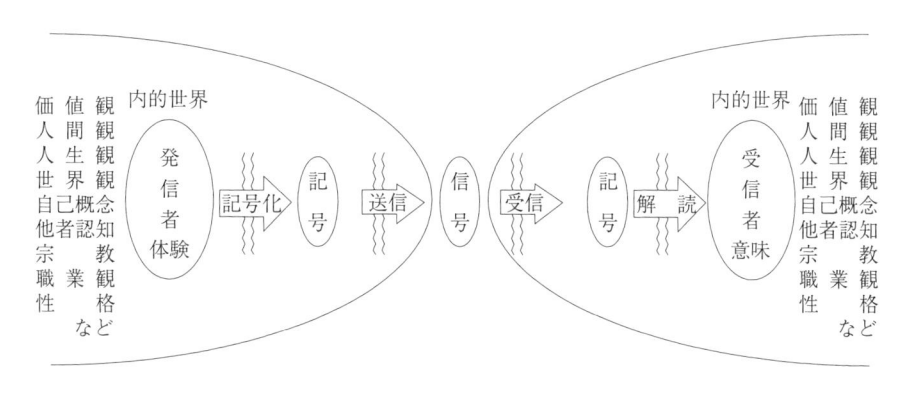

図4-2 コミュニケーションのプロセス（津村・山口，1992）

記号化　　と など）を、受信者に伝達可能な言葉や身ぶり・表情などに変換する必要がある。このステップが記号化である。

②送信過程

送信　　記号化された言葉を発音したり、動作で示したりすることを送信という。そして、言葉としての聴覚的刺激や、動作
信号　　（ジェスチャーなど）に示されるような視覚的刺激が、信号とよばれるものである。

③受信過程

受信　　送られてきた聴覚的・視覚的刺激を受けるステップを受信という。受信過程では、それらの刺激を何らかの意味をもった記号として理解する。

④解読過程

最後に、受信した記号を受信者の過去の経験や自分のもつ概念と照らし合わせながら、送信者の伝えようとする意味内
解読　　容を理解する過程があり、それを解読とよぶ。

コミュニケーションを妨げるもの

以上のようなコミュニケーションのプロセスを踏まえたと

4・人間関係と援助的コミュニケーション

き、次のようなコミュニケーションを妨げる要因があげられる（津村・山口，1992）。

まず、記号化の過程では、自分の経験していることや考えていること、感情などをすべて言葉にできるわけではなく、また、自分の気持ちをストレートに表現しないこともある。

表現
言い間違い

送信過程では、思わぬ言い間違いをしてしまったり、自信がないときなど声が小さくなり、相手が受信できない信号を送ってしまうこともある。これらは、受信過程にも影響するものでもある。

妨害要因

受信過程での妨害要因としては、上述のほか、心配なことがあるときなどには、相手の言葉に集中できないことがある。また、相手の話が長ければ、最初の言葉や、最後のところだけが記憶に残っていることもある。ときには、相手が話していないことまで聞いたつもりになってしまうことさえある。

最後に、われわれは相手から受け取った記号を、自分の価値観や判断基準のなかで理解するため、解読の過程では、こうした主観的なものの影響を受けることも多い。たとえ正確に受信されたとしても、この過程で間違った解読をしてしまうとコミュニケーションが成り立たなくなるのである。

主観的なものの
影響

コミュニケーションを高める要因

次には、不適切なコミュニケーションに陥るのを避け、コミュニケーションを高めるための要因を、聞き手としての場合と、話し手としての場合とに分けてみてみたい。

まず、聞き手としてもっとも基本的なことは、相手を尊重し、傾聴することである。相手を尊重するということは、相手の話をさえぎったりせずに、相手の話したいことを最後まで聞くことである。そのうえで、注意を払って、心を込めて聴くという傾聴に心がけるのである。

傾聴

理解的態度	さらに、理解的態度で聞くことも大切である。すなわち、相手の表現していることについて、「あなたの言ったことは○○ですか？」と聞き返し、正しく理解しているかどうか確認することである。また、相手の言うことがよく理解できない場合には、「あなたの言ったことはどんなことですか。もう少し具体的に説明してください」というように確かめることも必要である。
評価的態度	さて、次に話し手として重要な要因としては、評価的態度を避けることがまずあげられる。この態度は、相手の言うことに対して正誤、善悪、適否などの判断を表明してしまうことである。こうした「評価」は、話し手の見方の押しつけになってしまい、好ましくないばかりか、コミュニケーションが中断する危険性も生じるので、避けるべきである。
	また、話し手としては、明瞭なメッセージを伝えるよう心がけることも必要である。つまり、話し手が話していることは誰の見解であるのか、主張したいことなのか質問したいことなのか、などを明らかにしなければならない。

3. 援助的コミュニケーション

対人援助

援助	援助にはさまざまな側面のものがあるが、表4-1のように分類できよう（木村, 1992）。これらの援助は、実際に役に立つことも多く、また一方で求められることも多い。
助言	しかし、物質的援助がかえってその人を甘やかしてしまう場合もあり、援助が常に有効であるとはかぎらない。助言など対人間でのコミュニケーションは、当人がわかってはいても実際にはできないことについて、あらためて指摘してしまうということも多い。また、激励がかえって相手の気持ちを
激励	

表 4-1 援助の分類（木村, 1992より作成）

援助の種類	具体的な援助の例
物質的援助	お金、食糧、衣類などさまざまな物資の提供や寄付
労働力の提供	さまざまな勤労奉仕、障害者や老人の介護など
環境調整	不適応を起こしている人のまわりの状況を変えることで、悩みの原因を取り除こうとする
対人間でのコミュニケーション	助言、指導、忠告、激励、叱責など

落ち込ませてしまうこともよく経験する。

このように、援助を行う場合、援助者の側が一生懸命である割に効果が上がらなかったり、逆効果になったりということも多い。これでは、援助は、それを必要とする人のためのものではなく、援助者の自己満足に陥ったものといえよう。

対人援助において配慮すべき点

対人援助において配慮すべき点として、尾崎（1997）は、援助者が「相手にどのように働きかけるか」だけではなく、援助者自身の援助に対する熱意や意気込みを検討したり、自分の援助観や援助経験を吟味することで、援助に対する自らの構え、姿勢などを点検することの重要性を指摘している。

援助観の点検

対人援助、とくに心理・社会的な援助では、援助を受ける側のクライエントの個別性・多様性が大きく、援助の進め方や関わり方には画一的な答えはない。そのため、援助者の熱意や意気込みだけが空回りし、かえってクライエントのためにならないこともある。こうした危険性を避けるためには、援助者自身の援助に対する考え方や援助行動の背景にある動機を振り返るとともに、責任のもてる範囲を明確にしておかなければならない。

責任のもてる範囲

援助的コミュニケーションとカウンセリング

対人援助は、人間関係を通して行われる援助であり、その点ではカウンセリングと同じものである。したがって、対人援助的なコミュニケーションのモデルとして、カウンセリングを位置づけることができよう。

カウンセリングにおけるカウンセラーとクライエントの関係は、クライエントの利益を目的とした意図的な人間関係である。そのため、カウンセリングは、相応の準備と心構え、状況設定（場面設定）に基づいて行われる（田畑, 1989）。援助的コミュニケーションにおいても、これらの点は重要である。

カウンセリングの技法

ここでは援助的コミュニケーションの基礎的な技法として、田畑（1989）にそって、マイクロカウンセリング（Iveyら, 1985）の技法をみてみたい。

①感情の受容（acceptance of feeling）

患者が表現していることに、思いやりをもって聴き入るという態度に基づいて、看護者が相づちを打って応答することをいう。これは、患者の内部感情に焦点を合わせて、看護者が患者と共感体験や共有体験をしていくことを意味する。

②感情の反映（reflection of feelings）

患者が言語的に表明することがらに含まれた気持ちや感情を、看護者が心に映し出して伝えることである。患者が言葉や言葉以外の非言語的な表現をしていくときに含まれる気持ちや感情を看護者が感じとって、患者の気持ちや感情の文脈を体験しつつ、患者に映し返していく。

③繰り返し（restatement）

患者の表明した話題のエッセンスを、そのまま言葉で繰り

返すことである。その際、患者が表現した内容になるべく忠実な形で繰り返すことが必要である。それが患者の体験からほど遠くなるなら、解釈（interpretation）になってしまうので注意しなければならない。

感情の明瞭化　　　④感情の明瞭化（clarification of feeling）
　　　　　　　　　患者は、自分ではっきりと意識している感情を表明することもあれば、漠然としたもやもやとした感じを表明することもある。また、もってまわったようなくどい表明をすることもある。看護者が、こうした患者の長い、くどくどしい表現を整理する形で応答することをいう。

承認-再保証　　　⑤承認-再保証（approval-reassurance）
　　　　　　　　　患者の現在の状態に対して、情緒的な支持、承認あるいは強化を与えることである。つまり患者の問題を縮小化させることによって、不安を軽減させることを意味している。

非指示的リード　　⑥非指示的リード（non-directive leads）
　　　　　　　　　患者にもっと具体的に問題を説明してもらいたい場合に、ある話題の後に引き続いて看護者が水を向ける技法である。
開かれた質問　　　この場合、「はい」「いいえ」では答えられない「開かれた質問」を用いると、患者はどのようにも話せるし、かつ長く話すことを期待されていることを示している。一方、「はい」「いいえ」で答えられる「閉じられた質問」は、事実を確認するのに適している。

聴くことの難しさとそのトレーニング

　カウンセリングにおいては、カウンセラーは助言や解決策を授けるのではなく、ひたすらクライエントの訴えを聴くことに集中している。カウンセリングにおける援助は、まずクライエントの話を真剣に聴くことであるが、それには、相当の集中力と努力を必要とする。

表4-2 「聴く実習」のためのルール（木村，1992より作成）

＊発言したい人は、前の発言者の真に言わんとすることを自分の言葉で置きかえて言い返し、相手からOKをもらったら発言する。前の発言者はそれが少しでも違っていると感じたらNOと言う。
＊NOの場合、もう1度言いなおす。
＊それでもNOの場合、前の発言者は自分が真に言いたかったこととは何かを説明する。

「自分は、話すことは苦手だが、人の話は聞ける」と思っている人は多い。しかし、もしそうであれば、日常生活におけるコミュニケーションはもっとスムーズになり、人間関係における困難さも減少するはずである。ところが、実際には、人間関係で悩む人は増えこそすれ、減りはしていない。

相手の話をきちんと聴くことは難しい。それゆえ、聴くことについてもトレーニングが必要である。木村（1992）は、表4-2のようなルールのもとに「聴く実習」を紹介している。この実習は、簡単なようにみえて、実際には相当難しいものである。この実習に熟達することだけが人の話を聞けることにつながるわけではないが（木村，1992）、人の話を聞くことの難しさは十分実感できるであろう。

聴く実習

援助関係を促進する技法

さて、最後に援助関係を促進する技法として、次の2点をあげておきたい（田畑，1989）。

フィードバック　①フィードバック（feedback）

フィードバックとは、患者の行動について看護者や第三者がどのようにみているかを示すことである。これによって、患者は自分自身をより探究したり、吟味するよう促される。この技法を用いる際には、患者自身がフィードバックを受け

4・人間関係と援助的コミュニケーション　49

る主人公であること、長所に焦点を合わせること、決めつけや押しつけをしないこと、どのように受け入れられているかをよく知り確認すること、などの留意点がある。

自己開示　　②自己開示（self-disclosure）

　自己開示とは、看護者が自分の感情や考えを適切に患者に伝えることをいう。これによって、患者の自己表現を促進するとともに、看護者と患者の信頼関係を増し、人間同士の対等な関係をつくることにつながる。看護者が、タイミングよく、「私は」を主語に、現在形で表現することが有効である。

【引用文献】

大坊郁夫　1995　魅力と対人関係　安藤清志・大坊郁夫・池田謙一　社会心理学（現代心理学入門 4 ）　岩波書店　95-117

Ivey, A.　福原真知子・椙山喜代子・国分久子・楡木満生訳編　1985　マイクロカウンセリング　川島書店

木村晴子　1992　援助的なコミュニケーション ― カウンセラーの仕事から ―　津村俊充・山口真人編　人間関係トレーニング ― 私を育てる教育への人間学的アプローチ ―　ナカニシヤ出版　84-87

倉盛一郎　1995　人間関係とは何か　安東末廣・佐伯栄三編　人間関係を学ぶ ― 本質・トレーニング・援助 ―　ナカニシヤ出版　8-14

Mayo, E. G. 1933 *The Human Problem of Industrial Civilization.* （村本栄一訳　1951　産業における人間問題　日本能率協会）

坂本洋子　1997　コミュニケーションの心理と病理　岡堂哲雄編　看護の心理学入門（ナースのための心理学 1 ）　金子書房　95-105

田畑治　1989　援助の理論と方法　内山喜久雄・上里一郎編　新看護心理学　ナカニシヤ出版　157-172

津村俊充・山口真人　1992　コミュニケーションのプロセスと留意点　津村俊充・山口真人編　人間関係トレーニング ― 私を育てる教育への人間学的アプローチ ―　ナカニシヤ出版　79-85

【参考文献】

安藤清志・大坊郁夫・池田謙一　1995　社会心理学（現代心理学入門 4 ）　岩波書店

安東末廣・佐伯栄三編　1995　人間関係を学ぶ ― 本質・トレーニン

グ・援助―　ナカニシヤ出版
楡木満生　1990　医療カウンセリング　日本文化科学社
尾崎新　1997　対人援助の技法　誠信書房
津村俊充・山口真人編　1992　人間関係トレーニング―私を育てる教育への人間学的アプローチ―　ナカニシヤ出版

5 人間関係のスキルトレーニング

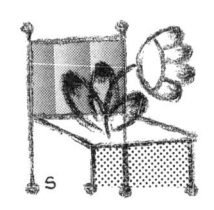

1. 第一印象のスキルトレーニング

ナースの仕事の多くの時間は、人に会うことで占められている。相手の気持ちを聞いたり、こちらの気持ちを伝えて相互に意見を調整し満足できる一致点を見いだしたり、説得したり譲歩したり。初心者のナースだけでなく、かなりベテランになってからも、つねに対人関係のスキルトレーニングを行い、適切な意志伝達ができ、円滑な対人関係が進められるように努める必要がある。

第一印象　とくに初対面の人との出会いにおける第一印象は、その後の人間関係の進展に強く影響を及ぼす。そこで初対面のスキルにどのようなことがあるか考えてみる。

面接場所を配慮

初対面の出会い　初対面の出会いは、あらかじめ条件を設定されている場合と、偶然に出会う場合が考えられる。どちらにしてもなるべく静かで、話し合うのに適している場所を選ぶべきである。医療現場では、ナースと患者とが廊下で立ち話になる場合も多いが、立ったままの話で短時間で切り上げるか、椅子に座

れる場所に移動してゆっくり話し合う必要があるか、判断することも重要である。

視線の位置、イスの位置

アイ・コンタクト　　初対面の場合にとくに気をつけておきたいのは、視線の合わせ方である。西欧風の文化では、面接中はアイ・コンタクトとよばれ、目と目を合わせることが求められる。しかし日本的伝統では、面接者が初対面の相手に視線をあわせると、瞬き始めたり、視線をそらせたりして恥ずかしそうに避けるのが普通である。この場合に面接者は視線を落として鼻か口のあたりをぼんやりみたほうが、相手はリラックスして楽に

自然な視線　　話すことができる。相手に応じて自然な視線を工夫しよう。

［実習1］クラスの中でなるべく日ごろ話し合ったことのない人と2人1組をつくり、お互いに自己紹介をする。そのとき、話し合う視線の位置と向き合う椅子の角度をいろいろ変えて緊張感がどう変わるかについて話し合ってみよう。

初対面の人と話すとき、正面から向き合うと緊張するが、少しでも、イスの座る位置に角度をつけると緊張感がだいぶ楽になることに気付くであろう。次の図は、2人の向き合い方を示したものである。

図5-1の○は、2人の座席を上からみたときの頭の位置

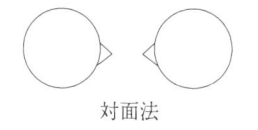

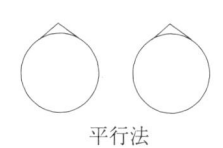

　　対面法　　　　　　　90度法　　　　　　　平行法

図5-1　視線の位置とイスの位置

5・人間関係のスキルトレーニング　53

表 5-1　2者の向き合う位置と緊張度

対面法	2者が正面から向き合う位置をとる。この場合、緊張感は強い。だから、気を引き締めて重大な決意を相手に伝える場合などに用いる。
90度法	2者が斜めから向き合う位置をとる。この場合、適度に視線を意識しながらの会話になる。普通の面接などによく用いられる位置関係である。
平行法	2者が肩を並べる位置をとる。この場合、あまり相手の視線を意識せずに話ができる。私的でリラックスした雰囲気の話し合いになる。

を示している。この丸についている＜は鼻を上からみた位置（2人の向きあう方向）を示している。このようにしたとき、表5-1のように整理される。

2. 積極的傾聴技法

同じ「キク」と発音しても、「聞く」と「聴く」では意味が異なる。相手の話をただ漠然とキクときには「聞く」（hear）という字が用いられるが、相手の話に気持ちを集中してキクときには「聴く」（listen）という字が用いられる。

ナースの態度としては聴くことが必要であるが、単に受け身になって聴くのではなく、積極的に相手にかかわる意志で聴く態度が求められる。これを積極的傾聴（active listening）という。積極的傾聴を行おうとすると、単に相手に耳を傾けるのではなく、自然に相手に同調してうなずいたり、返事をしたい気持ちになってくる。そこでこのように聴いている態度を示しながら、あいづちや繰り返しを行うことを考えてみる。

積極的傾聴
（active listening）

あいづち

あいづち

話し手が話の途中で一息をつくあいだに、瞬間的に聴き手が入れる単語または2、3語をあいづちという。

［実習2］2人1組になり、話し手と聴き手の役割を決める。話し手は最近気にかかっていることを題材にして聴き手に話をしてみる。聴き手は、最初意識して、はっきりあいづちを入れて、1〜2分間の面接場面を演じてみる。次に同じ役割のまま、話し手は同じ話題を話し始め、聴き手は今度はまったく返事をせずに無表情で聴いてみる。話し手の気持ちはどうなるだろうか。

話し手が話を続けるためには、聴き手があいづちを打ってくれることが必要である。もし聴き手があいづちを打たないと、話す側は話す意欲が急激に喪失していき、話せなくなる。

あいづちにも次のような種類があり、あいづちを上手に打つにはその使いわけが必要である。

肯定的あいづち　①肯定的あいづち

相手の話に、同感して賛成していると、無意識のうちに出てくる「はい」「ええ」「うん」「そう」などの短い返事を肯定的あいづちという。これを多用すると話し手は自分の話を聴き手が賛成してくれていると思う。

中立的あいづち　②中立的あいづち

普通に相手の話を聴くときには肯定的あいづちですむが、もし話の内容が聴き手の身辺に直接関係する話題になってきたときには、噂に巻き込まれないように、それなりに受け方に気をつける。たとえば、次のような例の場合である。

「ああ、あなたは○○病院の看護婦さんですか。あの病院に□□さんという人がいるでしょう。あの人は実はこういう話

5・人間関係のスキルトレーニング　55

があるのよ」

と話し手が言った場合に肯定的あいづちで受けると、聴き手本人もうわさ話に加わったことになってしまう。そこで、このようなうわさ話を受けるときには、次のような中立的あいづちが求められる。

驚き　　　　　a）驚きを表す中立的あいづち

「ほう」「はあ」「へぇー」「ホント」「ウソー」などのあいづちは聴き手が単に驚いてみせているだけで、聴き手の価値観や賛成反対の態度を示さずに対応できるので「驚きを表す中立的あいづち」とよばれている。

先を促す　　　b）先を促す中立的あいづち

「それから」「それでどうなったの」というあいづちは、話を興味をもって聴いているのでその先が知りたい気持ちを表している。しかし、その話題に対して聴き手は賛意や反対の態度は表明していない。だからこれを「先を促す中立的あいづち」という。

キーワード　　c）キーワードの中立的あいづち

患者「私、急に病気だと言われて困っています。（困っている）急いで家族に連絡したいんです（急いで連絡したい）」

この（……）のように、話し手が述べている発言の合間に、とくに大切な言葉（key words）を挟むこともあいづちである。しかし、この場合に聴き手は相手の語句を言っているだけで自分の価値観を出していないから中立である。これを「キーワードの中立的あいづち」とよんでいる。

否定的あいづち　③否定的あいづち

日本語の会話のなかには、話題の文脈上、否定語の「いやー」とか「いいえ」という言葉を言わなければおさまらない場合がある。たとえば、「その服装はよく似合いますね」「いやー、それほどでも……」といった発言である。つまり、話

し手が、聴き手をほめてきたり、尊敬してきたときには、聴き手は「いやー」と否定をして受けるのが普通の文脈である。同様に話し手が自己卑下したり謙遜をしたときにも、(たとえば、「おれはもうダメだから」のような場合)「いやー」と受けるのが普通である。このようなときの「いやー」「いいえ」などのあいづちを否定的あいづちとよんでいる。

繰り返しの応答

話し手がある程度まで話すと、やがて言いたいことが一通り終わって沈黙が訪れる。このときには今度は聴き手側が、話す番になっている。積極的傾聴ではこのとき繰り返す応答として次のようなものがある。

繰り返し

［実習3］2人1組になり、話し手と聴き手に分ける。話し手は最近自分の身の周りに起きた事件やエピソードを題材にして話す。その間、聴き手はあいづちを打ちながら、相手の話を邪魔しないようにして一段落するところまで聴き続ける。話が一段落したとき、もし聴き手が次のように応答をしたら、話し手はどのような第2番目の発言を続けたくなるかを話し合ってみよう。

(1)「いつ、どこで、だれが、何を、どのように、なぜ」など客観的事実を受けとめて繰り返した場合。

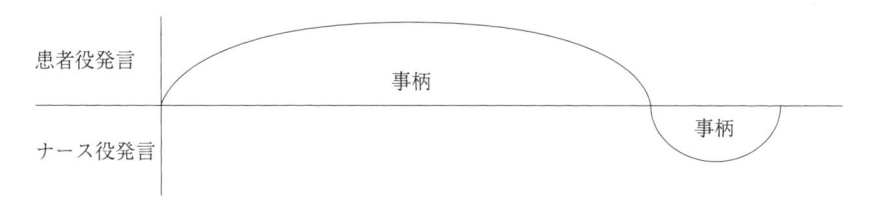

図5-2　いいかえ（事柄の繰り返し）

(2) 相手の感情表現をした言葉を受けとめて繰り返した場合。

①いいかえ

感情表現の言葉に対抗して、「いつ、どこで、だれが、何を、どのように、なぜ」など客観的事実を表現する言葉を「事柄」という。アイビイ（Ivey, A.）のマイクロカウンセリングではこの事柄を受けとめて繰り返すことを「いいかえ」といっている。

いいかえ

聴き手が、話し手の発言のどこの部分を受けとめて繰り返すかによってその後の話し手の発言が変わってくる。このことを例をあげて考えてみよう。

患者「今回急に入院ということになって、とりあえず必要だと思われる身の周りのものだけをもってきたつもりなんですけれども……」

ナース「急な入院だった」

患者「そうなんです。今まで病気ひとつしたことがなかったものですから、急に病気と言われてすっかり……」

このように聴き手が話の前半部の緊急に入院したことを受け止めて繰り返すと、話の内容が入院状況の様子になってくる。しかし、もし話の後半部分を受けとめたらどうだろうか。

ナース「身の周りのものをもってきた」

患者「そうなんです。衣類とか洗面用具とかそういったものです。あと必要なものとして本とか……」

つまり、聴き手が話し手の発言のどこを強調するかによってそれからの話の展開が変わってくる。したがって、聴き手は応答をする際に、話をどのように進めていくのかを考えておく必要がある。

②感情の反映

普通、喜怒哀楽で代表される感情表現の用語には、その瞬

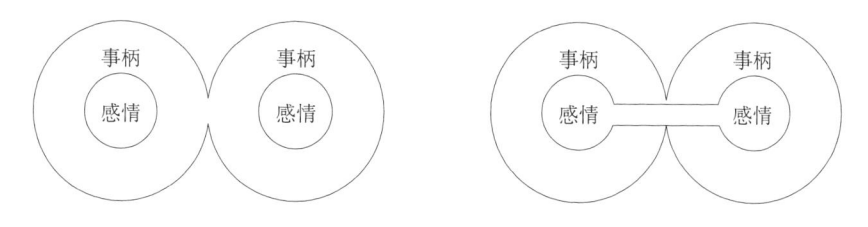

図 5-3　事柄段階の交流から感情段階の交流へ

内的情感　間における話し手の「快」から「不快」までの内的情感が込められている。この感情用語が言い合えるようになった2者
心理的距離　は、それだけ心理的距離が接近してきた証拠でもある。つまり、最初、事柄段階の交流を行っていた初対面の2者も、面
事柄段階
感情段階　接が進むと図5-3のように感情段階の交流へと進んでいく。
　相手の感情的に表現した言葉を受けとめて繰り返したり、まだ、感情表現ができていないで言葉を探しているときに適
感情の反映　切な感情表現用語を言って援助することを「感情の反映」といっている。

　　a）話し手が発言した感情表現の繰り返し
患者「今まで会社では忙しくしていたせいか、入院したら退屈でやりきれなくてねえ」
ナース「退屈でやりきれない」
　感情の反映をするときには、このように話し手が発言した感情用語を繰り返していくのが普通である。
　　b）話し手の気持ちを感じとって感情表現を行う
患者「検査結果が返ってきてお医者さんから告げられるときの気持ちって、その何というか、たいへんで……」
ナース「ずいぶん緊張したわけね」
患者「そうなんです。緊張してしまい、何を言われているのか、まるきり覚えていなくて……」
　このように話し手が感情表現の適当な言葉が見つからない

でいるときにナースが相手の気持ちをうまく言い当てると、よく聴いていたことがわかり、信頼関係の形成にも役立つ。

3．積極技法

　話し手が悩みを相談してきたときには、当然聴き手から影響力を受けることを期待している。当然単なる相手の言葉を繰り返すことだけではすまなくなる。しかしながら、だからといって相手に強い口調で指図をしたら、話し手と聴き手とのあいだに築いてきた信頼関係は崩れてしまう。つまり、話し手に影響力を与えるためには、まず信頼関係の育成が大切であり、そうしてつくりあげた信頼関係を基盤にしながら、その信頼の程度に応じた強さの技法が要求される。

信頼関係の育成

傾聴から目標設定へ

　まず最初に初対面の2人が出会い、あいさつを交したのちに、話し手は自分のもってきた悩みを打ち明けはじめる。これを問題把握の段階という。そのあいだ聴き手はうなずいたりあいづちを打ったり、繰り返しの応答を用いたりして傾聴に徹する。

問題把握

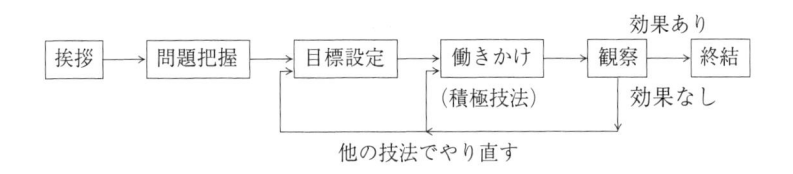

　この段階では聴き手は話し手との人間関係を確立することに心がける。そして次のように目標設定を行う。

目標設定

挨拶 → 問題把握 → 目標設定 → 働きかけ（積極技法） → 観察 → 効果あり → 終結
　　　　　　　　　　　　　　　　　　　　　　　　　　　効果なし
　　　　　　　　　　他の技法でやり直す

図5-4　積極技法を用いるための手順

ナース「そうですか。わかりました。今までのお話しを聴いて、今あなたが苦しんでいるのは……ですね。ではこれから先はその悩みがどうしたら解決できるか考えていきましょう」

このように目標設定を行った後ならば、話し手に影響力を与えていく覚悟ができており、働きかけが可能になる。

目標設定から働きかけへ

働きかけ　　働きかけには、強い積極技法と弱い技法がある。強い技法を用いると相手に強い影響力を与えるが、もし人間関係がまだ十分に確立されていないときには、反発になって返ってくる場合も多い。だから積極技法を使って働きかけを行う場合には、なるべく穏やかに影響力を与える技法を用いるところから始めていくのがよい。つぎに積極技法の強さの順番を示しておく（図5-5）。

情報提供

情報提供　　情報提供は、積極技法のうち働きかけのもっとも穏やかなものである。これは聴き手に情報を与えることによって問題を解決しようとするものである。たとえば次のように、朝予定した時間に起きられない患者さんに用いる。

ナース「○○さん、いま7時50分なんですが……」

```
強い       指　示
 │        論理的帰結
 │        解　釈
 │        自己開示
 ↓
弱い       情報提供
```

図5-5　積極技法の強さの順序

この情報提供法の特徴は、事実を相手に示してその情報を生かすかどうかは、本人の判断にゆだねることである。上の例の場合「○○さん、起きなさいよ」と言うと指示になってしまうが、そこまで言わないで事実だけを示したところにこの技法の特徴がある。情報を提供したのちその情報を用いていく場合は聴き手の影響力が及んだことになるが、患者がその情報を用いない場合は効き目がないことになる。

　これから述べる積極技法は、すべてナースが働きかけを行うが、それを受け入れるかどうかは本人の意志による。もしある積極技法で効果的な働きかけができなかったら、無理をせずに他の積極技法を用いる機会を待つ姿勢が求められる。

自己開示

自己開示

①過去の自己開示

　患者の悩みに対してナースも昔同様の体験をしていることがある。そのとき体験を次のように話してみる。

ナース「あら、実はわたしもあなたと同様の問題で苦しんだことがあったの。そのときわたしは……という方法を試みたの。そしたらうまくいったのよ」

　このときもし患者が「ああそうでしたか。その方法はいいですね。わたしもその方法を用いてみようかしら」と言ったら、自己開示法が成功したことになる。しかし患者によっては「それはあなたの時代には通用したかもしれませんが、今の時代には無理ですよ」と言うかもしれない。そんなときはナースは素直に、「ああ、それもそうね」と引き下がって、次の機会を待つべきである。

　ところが意外にこれが難しい。引き下がれずに頭にきてしまい「せっかくわたしがとっておきの体験談を話したのにそれを無視された」と怒り出すナースがいる。これでは援助者

忍耐力 としての立場では、失格である。援助する側にはいつも忍耐力が要求されることを知らねばならない。

②感情の自己開示

患者の悩みを聴いているうちに相手の胸のうちが伝わってくることがある。こちらが感じ取った感情を相手に伝えたとき、患者は自分のもっている気持ちを見直すきっかけにすることもできる。

ナース「わたし、あなたの話を聴いていると、やっぱりここの医療施設を信用していないような気がするのよ。そんな気持ちが心の隅にない？」

患者「そーお。私はそんなこと思っていないと思うけど……。でも、そうみえるのかしら」

このように率直に自分を見直してもらうためには、日ごろの人間関係を気楽に話し合える雰囲気をつくっておく必要がある。

解釈法

解釈法 　解釈法ほど、いままでのカウンセリングの理論で相手に対する影響力を与える方法として用いられている技法はない。精神分析療法では無意識を意識化する過程に、また論理療法では非論理的信念を用いて解釈法が行われている。しかし解釈法はこのように理論に沿った解釈だけではなく、ナースが体験を通して獲得できる解釈の道筋もある。たとえば、次のような会話の場合である。

（日ごろ世話をやかせている患者が）

患者「毎朝お仕事ご苦労さまです。今日は一段と看護婦さんきれいですね」

ナース「ヘェー、今日はどうした風の吹き回しなの。はーん。わかった。昨夜遅くまで皆で騒いでいて眠っていないでし

ょう」

患者「あれー、どうしてわかったのかな」

　このように患者の日ごろの状態をよく観察していると、その違いに気づき、解釈が可能になる。

論理的帰結法

論理的帰結法
　論理的帰結法とは、次のような会話のやり取りである。

患者「看護婦さん。今日はどうも疲れているのでリハビリをやりたくないんです」

ナース「そーお。でもこのままリハビリをやらないでいったら、どうなっていくかご存じなの？」

患者「多分、足が固定化してしまい、歩けなくなってしまう」

ナース「じゃ、リハビリで我慢をして歩いたらどうなる？」

患者「固まらないで、昔みたいに歩けるようになる」

ナース「じゃ、このまま固まるのと、昔みたいに歩けるようになるのと、どちらがいいんですか？」

患者「そりゃ歩けるようになりたいですよ」

ナース「それならば、我慢してリハビリをやりましょうね」

患者「？？？」

　このように論理的帰結法では、コースAを進んだ場合にどんな結果が予想されるか想像させ、コースBを進んだ場合に、どんな結果が予想されるか想像させる。そして2つの結果を対比させ、どちらのコースがよいか選ばせるのである。

指示法

「○○さん、いつも遅刻しないようにしましょうね」という命令は、こわい人がいるときには守られていても、その人がいなくなると途端に守られなくなるのがつねである。だから、

宿題法　本人が内的規範として遅刻しないことが定着しなければならない。その場合、指示法のなかでも次のような宿題法が有効であろう。

患者「今日も予約時間が守れずに遅刻してすみません」
ナース「いつも遅刻してくるけど、いったい何時に寝るの？」
患者「それが……、テレビが朝までやっていてそれをみてしまうので、つい翌朝遅刻してしまう」
ナース「じゃ、約束しましょう。今週の1週間は11時には寝ると」
患者「えッ、11時は無理ですよ。12時でしたらなんとか」
ナース「じゃ、約束ね、今週は12時には寝ることにしようね。で、今度から、朝何時何分に到着できたか記録につけておいてね」
患者「はい、わかりました」

　指示法は、指示通りにいったかどうか、かならず後からのチェックを行う体制が必要になってくる。

【引用文献】
木戸幸聖　1978　臨床におけるコミュニケーション　創元社
R・カーカフ　国分康孝監修　1992　ヘルピングの心理学　講談社
A・アイビイ　福原真知子・椙山喜代子・国分久子・楡木満生訳編　1985　マイクロカウンセリング　川島書店
国分康孝　1979　カウンセリングの技法　誠信書房

【参考文献】
R・カーカフ，G・ベレンソン　(J・M・リベラ・小野寺カツヨ・立川勲監訳)　心のふれあいとカウンセリング　岩崎学術出版社
西村良二　1993　心理面接のすすめ方　ナカニシヤ出版

6 保健医療チームの人間関係

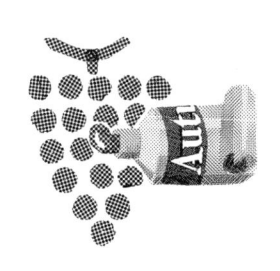

1. 保健医療チームの特徴

多職種同士の連携の中で

専門職者　　保健医療の提供は、医師や看護婦をはじめ検査技師などの専門職者たちが果たす、それぞれの職務が総合して行われている。環境衛生関係者を除いた狭義の医療従事者にかぎってみても、医師、歯科医師、看護婦、准看護婦、診療放射線技師、薬剤師、歯科衛生士、臨床検査技師、保健婦、助産婦などが免許制度による専門資格を有しており、自ずとその業務は専門分化している。

　　加えて理学療法士や、作業療法士、視能訓練士、言語療法士などのリハビリテーション関係資格者や、栄養士、臨床工学士などの医療関係者がチームとなり、保健医療の提供にあたっている。それぞれの職種は、教育内容や資格制度も異なり、保健医療チーム　保健医療チームは構造的にも機能的にも複雑となっている。そのため、それぞれの職種間の人間関係が存在すると同時に職種をこえて個人的な人間関係も存在する。

　　これらの専門職種は互いに関連し合っていることはいうまでもなく、それぞれが業務の分担を責任をもって果たすこと業務の分担

が全体の成果を高めることになるが、同時にチームを保つための業務も互いに含まれている。そのため自己の業務を簡素化したり縮小したりすると他の職種の業務量が増えるようなこともあり、現状では職種単独で業務を決定することもままならない。

保健医療の評価　さらに、保健医療の評価は全体で行われるのではなく、それぞれの職務内で行われるため、互いに孤立したがる傾向があったり、無関心となり、チームという関係にありながら協力しづらい体制にある。

また、保健医療チームでは職種が違えば業務に対する考え方が大きく異なる。たとえば医師は普段から独立して患者の診療や治療にあたり、他の医師や専門職との協力がなかなかしにくい職種といえる。また、薬剤師や検査技師などは、医師の指示により業務が開始される部分もあり、他の職種との関連が大きい職種といえる。また、看護婦は、病院内では24時間の看護提供のために看護婦チームで常に業務に当たり、同職種内での結びつきが強い職種といえる。

情報の共有　これらの職種がチームワークを形成するためには、情報を共有し、互いの役割を明確化する必要がある。しかし、それぞれが扱っている情報量は今日膨大であり、職種ごとに蓄えられた情報を有効活用するために共有しようとすると相当の工夫が必要とされる。いずれにせよ、患者や地域住民からみれば、総合的に保健医療が提供されることが必要であり、そのための専門職同士が関係を保つためのシステムや役割が必要となってくる。

有機的な連携を発揮し、患者中心の保健医療チームとして効果的な提供を行うためには、業務連絡会などにおいて、職種間で定期的にお互いの状況を報告しあうなどの公式の情報共有のための場や、そのほか非公式の方法によるコミュニケ

ーションの方法が必要である。

2. 保健医療チームとリーダーシップ

「リーダーシップは誰に」

チームは一般的にチームメンバーによって構成される。チームメンバーは構成機能によってチームリーダーとメンバーに分けられる。チームリーダーはチーム全体に各メンバーの役割や目標を定めたり、チームの目標達成のために調整したり、促進させる役割をもつ。

チームリーダー

医師

保健医療チームにおいては、医師は他の医療専門職に対して医療提供に対するさまざまな指示をすることができる。そのため一見リーダーとしてみなされやすい。しかし、患者に必要な保健医療は医師の専門とするところばかりでなく、心理的側面や、社会的な側面についても重要な問題があり、必ずしも医師がリーダーとはなり得ない。社会福祉やリハビリテーションの領域ではそれぞれの専門職がリーダーとなって援助を繰り出すべきである。

看護婦

24時間患者の傍らにいることが多い看護婦は情報をより多くもっており、全体の進行状況を把握しやすく、医療提供のリーダーとなりうることも多い。この場合リーダーというよりはむしろマネージャー的存在となるが、患者に妥当な、効果的な保健医療が提供されるためには調整的な役割が十分発揮されることが必要である。また、リーダーシップは、メンバーによって認められ、支持されて十分に機能することができる。したがって、互いに専門職種同士がリーダーになりうると同時に、メンバーとしてチームのために十分に機能するための認識が必要になる。

チーム医療の構造と機能

以上のチーム医療の構造や機能について松本（1997）は、

以下の5項目をあげ重要性について述べている。

明確化　　①医療構造の明確化

　これは、患者個人の情報が医療関係者らに十分に共有されるとともに、治療の目的や方法が明確化され、治療に加わるスタッフとその役割が各個人レベルで十分認識され、互いの力量が十分理解し合えていること。また、治療の進行や評価を共有する場が定められていることの必要性をいう。

柔軟性　　②治療構造の柔軟性

　専門職者が互いに専門性を尊重しあいながら、固定した役割にしがみついたり閉じこもらないように、役割の交換などに柔軟であること。

スーパービジョン　　③スーパービジョン

　治療状況でチームに生じる不一致や分裂に介入し、交通整理をし、スタッフ間のコミュニケーションを改善する機能をいう。

リーダーシップ　　④リーダーシップの確立

　治療構造の統合を図り、指揮をするのが医療チームのリーダーシップであるが、医師が必ずしもリーダーである必要はなく、民主化、平等化を図ったうえでの責任の明確な治療的権威構造のなかで選ばれること。

民主的な場　　⑤民主的運営と雰囲気

　関連し合っている専門職種同士が自由に発言できる場が保証され、また患者（対象）に対する関わりも自由にできる雰囲気が保証されていること。

マネジメント機能の発揮

　また、チーム医療を進めるうえでそれぞれの専門の業務範囲の他に、間接的なマネジメントの必要性については、以下のような介入の役割があるといわれている。

6・保健医療チームの人間関係

①仲介：患者のニーズを満たすような専門職を選択する。
②連結：患者の必要としている専門職へ結びつける紹介の技術と要点の説明が必要であり、それに伴う業務が発生する。
③調整：それぞれの専門職のサービスを患者の立場に立って調整する。
④権利擁護：専門職が非協力的である場合に、利用者の立場に立ってその専門職の対応を促す。
⑤専門職間のネットワークの形成：患者を取り巻くサービス提供のネットワーク化を促進する。
⑥技術支援とコンサルテーション：専門職がその力量を高められるために知識や情報を与える。

　以上の役割は、チームのリーダーばかりに集中するのではなく、メンバー一人ひとりが必要な役割を部分的に担ったりあるいは重複して受け持つなどして、柔軟に行えることが重要である。

3. 医療チームメンバーとしての看護婦

看護の役割としての連携の理解

　看護婦は、患者にもっとも近い位置にあり、24時間途切れることなく患者看護に当たるというきわめて特徴的な環境にある。そのため看護婦は、患者の医学的な問題から、日常生活のこまごました問題まで、情報を素早く把握することができる。そして、それらについて何らかの解決を提供したり、または患者自身が解決できるよう援助することが求められる。

　しかし、患者の抱えるさまざまな問題は看護婦だけで解決できるものではなく、看護以外の専門職にその解決をゆだねる場合も少なくない。そのため、さまざまな医療職種と連携しチームワークを良好に保つことが、看護業務を円滑にする

医療職種との連携

ためにも必要である。いうまでもなく医療現場において看護婦は、医師、診療放射線技師、検査技師、薬剤師、社会福祉専門職、医療事務などのさまざまな職種の専門職と連携をとり、自分たちの業務である看護の提供を行っている。とくに、医師とは直接的に患者と向かい合いながら、あるときはそれぞれの側面から、またあるときは同じ側面から患者に対しアプローチしようとしている。それぞれの業務範囲は、医師法、保健婦看護婦助産婦法、医療法などで規定されている。しかし、互いに良好なチームワークを保ちながらスムーズに互いの役割を遂行しようとするときには、なんらかの対策が必要な場合が多い。土屋（1997）は医師との良好な関係を保つための方策として以下のようにあげている。

医師との関係

①看護婦の行為は保健婦助産婦看護婦法によって決められている。したがって看護婦にできる業務範囲について理解しておくこと（業務分担の明確化）。

業務分担の明確化

②指示、伝達の流れを知り迅速な連絡、報告、相談ができること。

③その医療施設によって医師とのあいだ、または看護婦のあいだでの看護業務上の約束事があることを知っておくこと。

④看護婦の一番の理解者は医師であるといえるよう話し合いの機会を多くもつこと（パートナーシップ）。

パートナーシップ

看護婦の業務は、医師の指示を受けながら行う業務と、看護婦の独自の判断と根拠をもって行う業務があり、それらは本来明確に区別されるところであるが、実際の患者臨床では、明確にできない部分もあり、そのぶん明確さは医師と看護婦または、他の職種とのあいだにさまざまな理解の相違を生じさせてしまっている。

医師との連携と婦長の役割

　一方、医師が「指示」を出し、看護婦がそれらを実施するという構図が、歴史的に保健医療の現場にあったことは否めない。しかし、医師が必要以上にリーダーシップを発揮したり、頭ごなしな一方的な指示をするような場合、看護婦のストレスの要因となることも報告されている（小松，1988）。これらは医師側の問題である場合も多いようであるが、看護婦側においては、看護本来の業務、機能について熟知し、医療チームでの同等なパートナーとしての意識を育成できるようにつとめなければならない。

専門職への代弁者

　患者の側に立ってみれば、看護婦は保健医療チームのなかで一番身近な存在であり、そのため医療チーム内の専門職への代弁者となったり、仲介者、調整的な役割も必要とされる。看護婦のもっている患者についての情報を積極的にチームで共有できるよう提供したり、それらに基づいた互いの医療提供のための役割を明確にする必要がある。この場合、患者-看護婦関係が土台となるため、患者との関係の良好化にもつとめなければならない。

患者-看護婦関係

婦長の役割

　職種間の関係にずれが生じ、修復の必要がある場合期待されるのは婦長の役割である。医療の現場では、対立的関係が生じるとき、多くはチームに属している個人的な原因に端を発している場合が多い。しかし、個人的なレベルでは感情的な問題や個人の関係が絡み合い、解決にいたることは困難である。かえって看護婦個人が攻撃的な対人関係の中で業務をしなければならない状況に追い込まれたり、看護チームとしての溝を深めることになりかねない。婦長は、看護チームのリーダーとしての役割を職制上からも付与されていると同時に、対外的な影響力をどれだけもち得るかでリーダーシップは強固なものとなる。

組織的に上部や関連部所に対する影響力が大きいほど、部下の看護婦からの信頼感が強まり、これらは、部下の看護婦にとって働きやすい職場を作り出してゆくことにつながる。

仕事関係の改善　この場合、組織としての関係を個人的な人間関係に置き換えて解決を図るのではなく、仕事関係を改善することで役割の明確化と協力関係を作り出してゆくことが必要である。

　また、医師と看護婦のあいだでは患者の治療方針や互いの役割行動に対する理解の不十分さから、不満をもちやすいことが報告されている（小松, 1988）。医師の患者に対する不用意な言動や言葉足らずな説明が、患者の医療不信や不安心理を引き起こしたりする。これらは、日常的に患者の側にいる看護婦に吐露されたり、話されたりすることが多く、看護

看護婦の負担感　婦は他者の言動のために引き起こされた患者のニーズに対応させられるという負担感を感じ、医師との関係がぎくしゃくとしたものになりやすい。

　しかし、反対に看護婦の言動の影響は医師の業務には影響しにくく、これらの面については役割の分担化が起こりにくい。ターミナルケアや長期のリハビリテーションなど個人的な価値観や医療に対する考え方が医療提供に大きく影響する場合には、対象について検討していても互いの価値観について意見を交えるようなことになり、方針が定まらないということにもなりかねない。

4. 看護チームのなかの看護婦

互いの考えを理解し合う努力

　1人の患者に24時間途絶えず看護を提供するためには、チームを組んで行わなければならない。看護チームにも一般的には看護婦、准看護婦の免許制度による異なる資格者がおり、

職制上の婦長や主任また、経験の長いいわゆるベテランの看護婦や就職したての新人看護婦など、役割や能力の違う看護婦が協同して業務に就いている。看護業務も、看護の提供方式により看護チームのリーダーであったり、1スタッフであったり、1人の患者に責任をもつ受け持ち看護婦であったりする。組織的には、看護婦は看護チームの一員であるばかりでなく、病棟の看護職種の一員であり、病院の看護部組織の一員でもある。

看護チームの人間関係
看護チーム内の看護婦には、以上のように組織上の関係やチームメンバーとして互いに関係し合いながら、人間関係が形成される。

一方、看護の提供する対象は健康人から死に瀕している人まで、新生児から高齢者まで幅広く、これらも看護婦チームの心理に与える影響は大きい。

暗黙の雰囲気や了解事項
さらに、看護チームには暗黙の雰囲気や了解事項のようなものがある場合、看護婦のケア提供への判断に影響を及ぼし、看護婦の自由な発想や患者への個別的な援助行為の実施に対して障害となることがある。これらは、看護チームの志気全体に影響を及ぼし、チームとしての全体的な成果を上げることへマイナスともなりかねない。また、看護婦個人の生活や職業上の経験が看護に対する価値観(看護観)を形成することもあり、患者個別のケア計画については、チーム内での意見の違いを生む要因ともなる。

看護観の形成
看護自体もチームとして実施されるのにはそぐわない形のものである。たとえば、ある患者の傍らに腰をかけ何も話さずとも手を取っていることがその患者の不安の軽減に有効であるなら、妥当な看護行為といえるであろう。しかし、このようなとりわけ個別性が高い精神的な援助は、チームメンバーの他の看護婦らにとっては、説明がなければ、いったい何

を目的にそれらが行われているのか、なぜそのような看護方法で行われているのか理解しづらいものである。業務で忙しい時間に座って患者の手を握っているという認識になりかねず、誤解や無理解、疎外をも生じかねない。

受け持ち患者制　また、いわゆる受け持ち患者制をする看護提供方式では、看護チーム内のチームワークの状況によっては、受け持ちの看護婦が過度に負担感を感じたり、うらはらに孤立感を感じることも多い。

自由なコミュニケーションの場を効果的に作る

看護チームのチームワーク　看護婦がよいチームワークを保つためには、
①看護婦個人によって看護判断や看護観が違うことを認識していること
②病棟の看護方針、看護理念にそって共通の目標がもてること
③看護婦個人がチームの一員であることを認識し、その役割と責任を果たす努力を心がけること
④話し合いの場で感情的にならず、相手を思いやる気持ちがもてるよう心がけること
⑤看護婦個人の意見がいえる話し合いの場が保障されていること。とくに、新人の看護婦でも患者ケアについて自由に発言でき、意見を交換できる雰囲気が保障されていること

などが必要といわれ、病棟全体にかかわることから患者看護の内容にかかわることまで、メンバー間のコミュニケーションの重要性がいわれている。そのため、病棟などでよく行われる看護カンファレンスでは、

看護カンファレンス　①職場の状況がどうなっているか、担当業務に問題はないかなどについての認識から討論を始める

②状況問題点の打開のための解決策を追求
③意志を相互に確認することと決定
④解決策の実践について
⑤活動成果の評価について
をテーマとして話し合われることが望ましいとされている。

5. 看護婦へのコンサルテーション

3側面からのサポート

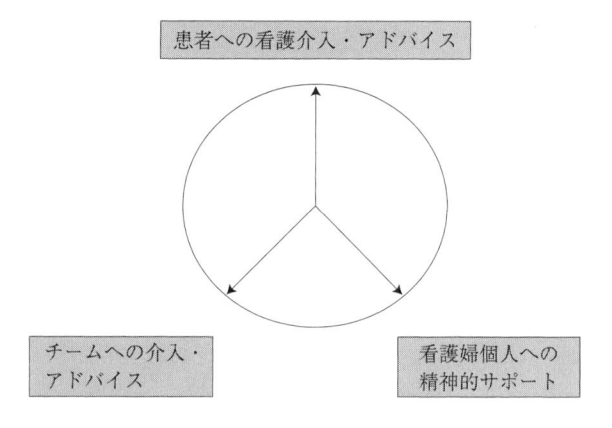

看護コンサルテーション

チームと切り離しては業務をすることができない看護職者にとっては、チーム内でのメンバー関係に不具合が生じると、相乗的に看護婦個人の志気や看護行為の妥当性にまで影響を及ぼしかねない。また、ターミナルケアなど精神的なストレス状況が高い看護臨床においては、ケアの困難さから看護婦個人の自己の存在感や人生観までがゆらぎかねない。そこで、看護チーム内で働く看護婦へのコンサルテーションがさまざまな形で必要となる。看護婦へのコンサルテーションは以下の3側面に対して行われるのが効果的である（図6-1）。

患者への看護介入・アドバイス

チームへの介入・アドバイス

看護婦個人への精神的サポート

図6-1　看護コンサルテーション

精神的サポート	①看護婦個人への精神的サポート
ピアサポート	看護婦の個人的なストレスを軽減させ、再度ケアへと動機付けを高めることができる。ターミナルケアなどの緊張の高い職場においては、看護婦仲間同士が悩みを聴き合う（ピアサポート）だけでも効果的であることがいわれている。
看護介入へのアドバイス	②看護介入へのアドバイス 　看護婦には精神的な支援だけでなく看護介入そのものについて具体的なアドバイスをすることで、ケアについての具体的な目標を設定することができ、看護婦としての役割意識を取り戻すことができる。
チームへの介入	③看護チームへの介入 　看護婦のチームとしての機能が十分発揮されるように目標の共有化や情報伝達、評価などについて看護チームに対して介入する。看護婦は、具体的な看護介入計画が見いだせない場でも、チームからの理解やサポートによって孤立感や負担感を軽減することができる。

　これらのコンサルテーションは、コンサルタントがチーム外からサポートするばかりではなく、看護チーム内のコンサルタントからのサポートが情緒的な側面や、ケアの成り行きを共に確認することができ、その評価を実感的に共有することができるなどにおいて有効性が高いといわれている。

【参考文献】
小松浩子ほか　1988　終末期医療に携わる看護婦のストレスに関する研究　第19回日本看護学会（看護管理）学会誌　pp 243-246
松本功　1997　集団力動（チームワーク論）　吉松和哉ほか編　精神看護学Ⅰ　pp 72-73　廣川書店
土屋久美子　1997　看護婦の職場　吉松和哉ほか編　精神看護学Ⅰ　pp 200-204　廣川書店

7 患者と援助者の人間関係

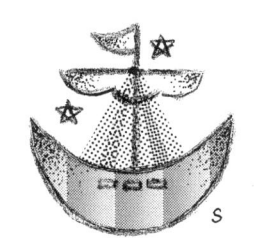

1. 臨床の意味

　　　　　患者と援助者の人間関係を考えるとき、あらためて臨床の意味がよみがえってくる。
　　　　　臨床は通常診断に基づく治療・治癒を使命とする医学の実践を意味している。「ベッドサイド」といわれるように、臨床の「床」とはまさに病床で、「臨」はこの病床に医師をはじめとする医療者が立ち臨むとの意味と受けとられてきた。つまり、臨床はもっぱら医学の専有の術語とみなされてきたし、同時に実際そうでもあった。

ベッドサイド

癒し　　　だが、臨床の原義は、援助者による患者への癒しのかかわり合いにあったといわれる。臨床とは、人が病の苦痛を経て、いよいよ死に臨むとき、死への不安やおそれにおののくたましいを鎮め、支え、なぐさめ、励まし、癒し、究極的には、

聖職者の使命　神との出会いへと導く聖職者の使命にあったとされるのである。

　　　　　このことは、元来は臨床が医療者側からの視点ではなく、患者側からの視点、患者が死の「床」に「臨」むことの意味にあったこと、臨床とは援助者（人）による患者（人）への

癒しにその使命があること、そして、この癒しが患者と援助者の人間関係によって成り立つことなどを示唆しているように思われる。

臨床のこうした意味づけを通じて、患者と援助者の人間関係が援助関係にあることが明らかになろう。

2. 患者との援助関係の基本的考え方

人やその生活には、ちょうど明・暗、善・悪といった具合に、相反し合う両極がある。このように援助にも相反し合う二極がある。一方は、たとえば痛みに対して鎮痛剤によって緩和・解消していけるようなモノによる援助である。他方は、たとえば、失恋した痛みに対して"いたわり"のことばによって救うといった心による援助である。

モノによる援助

心による援助

この場合、人は、相反し合う両極を"あれかこれか"に二分化し、どちらかの一方を定め、選択する二分思考法（Jaspers, K., 1956）をとりがちである。援助の場合も例外ではない。モノによる援助は、もっぱら各専門の知識・情報および技術に依存するので、援助のことが眼にみえ、確実で、安心のために選択されると思われる。しかし、援助者が援助者たり得る証はその専門性にあると意識して選択されるのであろう。心による援助は、昨今、メンタル・ケアとして注目をあび、関心が高まっているが、モノの援助と違い眼にみえず、しかも不確実なところがあって存外難しいが、重要かつ大切だとの認識から選択されるのであろう（モノの援助よりは楽かもしれないと選択される場合もあるかもしれない）。

二分思考法

メンタル・ケア

選択理由にはそれぞれ一理があるかもしれないが、いずれにせよ、こうした二分思考法という考え方が患者との援助関係を大きく規定してくることは、まぎれもない事実である。

実際、臨床の場で、「あのナースは仕事がよくできるが、ユニフォームが歩いているようで、とりつく島もない」とか、「あのナースはいい人だと思うが、命をあずけるわけにはいかない」といった患者の言葉は、患者が二分思考法で援助者を評価しがちなことを示している。

患者との援助関係を開いていくうえで、どうやらこの二分思考法という考え方は適切ではない。援助の側面には確かに2局面があるが、患者との援助関係を実らせていこうとするとき、"あれかこれか"の二分思考法という考え方ではなく、"あれもこれも"の融合思考法という考え方がより適切であるように思われてくる。実際、プラセボ（気休め薬：偽薬）が患者に有効な援助たりうるにはモノ（薬）と心（信頼）とがひとつに融合されていなければなるまい。人やその生活の現実は、ちょうど光がそれとしての意味をもちうるのに影が必要であるように、相反し合う両極が実はひとつに融合される。それが本当なのである。人の生活の現実にある援助も例外ではない。

融合思考法

この意味で援助の2局面を、援助者が内面にひとつに融合させる"あれもこれも"の融合思考法は、患者との援助関係の新たな展望を拓(ひら)くに違いない。

3. 患者との援助関係を実らせる援助者

モノの援助と心の援助を援助者のうちにひとつに融合するなかから、患者との援助関係を拓き、展開し、実らせる援助者の姿が思い描かれてくる。

身体化

援助者はそれぞれの専門的な知識・情報および技術を身につける（身体化）（市川，1975）。そこにたましいが貫流し、血が通って生きた知識・情報および技術がその援助の意味を

新生してくるのである。

　このように知識・情報および技術を身体化してきた援助者は、患者とのかかわり合いのなかで、自分（知識・情報および技術を含む）を生かして、患者を援助し、そのことを通じて援助者自身がさらに生かされるのである。なぜならそこには、援助者として患者に必要な何ができるかを看定め、はたらきかけをし、これに対する患者の反応を看取る、まさに患者との人間関係が展開されているからである。援助者は、専門的な知識・情報および技術を学び、身につけ、臨床経験を積み重ね、個々の患者へ適用できるようになる。別の角度からみれば、病に臨む患者のおかげで豊かな援助の経験を増やしていくのである。

　このとき、一方では、モノの援助におけるように、客観的で冷静な眼による役割的かつ機能的な患者との人間関係と、他方では、心の援助におけるように、人間的であたたかな眼差しによる対人・対話的な人間関係（上野，1978）という一見矛盾し合う両極を援助者という人格のうちにひとつに融合し、そこから状況に応じた柔軟かつ適確な現実認識とそれに基づく判断によって、患者への生きた実りある援助を具体化するに違いない。

安心
自信
　援助者は、このようにして、安心と自信がもてる自分と出会えるのである。

4．援助関係のなかの患者

人が患者となるとき

最大の不幸
　たとえ、どんなことであれ、病気は幸せな生活を積み上げてきているときに襲来してくる最大の不幸との思いが、たいていの人のうちにはある。病気に直面すると、人は当然驚き、

困惑し、否定しながらも、「困ったことになった」と思う。「避けたいと思ってきた病気が、なぜこの自分に！」との疑惑の一方で、「万一、命を落とすのかもしれない」「この病気が治るのだろうか？」「これからの闘病生活とはどんなものか？」といった一杯の不安、そして、「幸せな生活がこわされた」との怒り、これらが混り合った心情に塗られる。人が患者となるとき、明るく幸せな人生が、暗黒で最大の不幸の人生に陥り、その落差に大きな衝撃を受けるのである。

人生の落差

患者の反応（心理）

病気

上述のような病気がもたらす状況と心況に陥ると、患者は、さまざまの反応を示すものである。混乱してしまう場合、病気に負けてしまう場合、これを否定する場合、これから逃げてしまう場合、これを放棄し、まわりの人に依存してしまう場合、またこれに距離をおいて無関心にしてしまう場合などである。

思えば、患者だからこれらの反応を現すわけではない。人は誰でもその人にとって最大の不幸に直面したら、こうした反応をしたくなる。もちろん、不幸の内容によって表向き実感することはそれぞれ違うが、しかし、人としての動き方という骨格は変わらないのであろう。この意味で病気は、実は自分のことだが、しかし、容易に自分のことと受けとめられず、承認しにくい否定的に意味づけられた感情複合（コンプレックス）であり、いわば異物とみなすことができよう。

異物

患者が、自分のことだが、自分でないこの異物をかかえることの苦しさ、しかも、否定されるべき異物をかかえることによる人として傷つく自分、異物をもたないまわりの人と異物をかかえる自分との乖離感による孤立感や寂しさから、より一層苦悩するのである（Sorenson, K. M., 1967）。患者は

ホモ・パティエンス	まさに苦悩する人(homo patience)である。
フランクル	このとき、人の本来的あり方をhomo patienceにみたフランクル(Frankl, V. E.)の所論が思い起こされる。人生上の3大不幸や苦悩としていわれる病、老い、そして死は人に担われている本来的属性であり、したがって、その人自身のことであり、回避するわけにはいかない。そこで、こうした苦悩をかかえて生きていく以外にない。
	このようにたどってくると、病気による状況や心況に陥って動く患者のあり方は、決して理想的なものとは思われない。そうした動き方から、患者はみずから病気である自分を受容し、病気からの解放や克服に向けた動きをとることが望まれる。これには、患者が上述の苦悩する人としての自分の自覚というよりも、むしろ異物を自分から排除しようとする患者の本性に加え、この本性と医療の病気治療・治癒の考え方との一致や、病気による状況や心況を軽減する医療者とのイン
インフォームドコンセント	フォームドコンセントなどのはたらきかけが大きく関与しているように思われる。
対象化	通常、患者は、もっぱら自分のなかの異物である病気を対置関係におき、これをいわば敵とみなし(対象化)、これに攻撃をかけ、打ち負かすといった敵対関係をとり結んでくる。病気生活はそれこそ闘病の生活となる。患者のこうした動き方は病気の治療・治癒の実現のうえで、きわめて重要かつ大切なことである。
	ただ、この場合、病気の治療・治癒に関する最先端の高度な専門的知識・情報および技術にあずかるところが大きく、患者は医療者に依存し、準拠するあり方に傾く。同時に患者が求める援助がひたすらモノのそれを求めるだけでなく、目
モノ化	にみえる形での心の援助(モノ化)を求めることによって、援助者をはじめ、かかわり合う医療者との関係がきわめて機

能的な関係に陥っていくおそれがある。

患者という人として問い問われること

ところで、仮に病気と敵対し、闘い、そこで勝って病気から解放されたなら、この動き方がそれでよかったのだろうか。確かに、これで病気生活には終止符を打つことになるが、それでよかったとは思われない。「子宮の全摘の手術で、病気は治りましたが、大事な自分を失くしてしまいました」とある女性が表明した場合を考えてみよう。病気は自分の証でもある身体を舞台に起こってくるため、自分のこととは思いたくない異物であっても、やはり大事な自分の一部なのである。それにもかかわらず、病気をひたすら敵とみなし、闘い、打ち負かす仕方は自己否定を意味する。これを完遂することは、患者という人に深傷を負わすことになろう。

自己否定

もともと、健康な生活であれ病気の生活であれ、それはその人自身の生活であり、その人自身のうちにひとつに融合しているのである。それにもかかわらず、病気とひたすら敵対関係をとり結ぶあり方は、健康な生活を良しとし、病気の生活を不良とみなすことによって、人やその生活を分断することになるからである。

生活を分断

こうした自覚と気づきのなかで、患者は病気を自分の身内だと受けとめ、引き受けていこうとするのである。ここで、ちょうど、援助者がモノと心の両極援助をその人格のうちにひとつに融合するように、患者は病気の敵と身内（味方）という相反し合う両極をその人格のうちにひとつに融合し、和睦（和解）すること（山本, 1995）を問い、またこれが問われてくるのである。ちなみに病気との敵対関係が重要かつ大切だとの先の指摘の理由も、ここにあるのである。

病気は自分の身内

5. 患者と援助者との援助関係

援助関係を支え、拓くポイント

ここまで、援助者にとって、モノの援助と心のそれとをその人格のうちにひとつに融合すること、そして患者にとって、自分のなかの自分でない自分（異物＝病気）の敵と味方という相反し合う両極をその人格のうちにひとつに融合する関係のあり方を問かけ、記してきた。ここにいたるプロセスから、援助関係を支え、拓くいくつかのポイントを次に示す。

援助関係

①人は病気を自分のなかの自分でない異物とみなすが、その生活途上で直面する挫折や失敗などによる「傷つく自分」もまた異物であるはずである。したがって、病気は人生上の不幸の象徴的意味を担うことになろう。

傷つく自分

②この意味で、人は異物としての自分をかかえないことはないはずである。そうだとすると、患者も援助者も人として・・ともに苦悩する者同士であるということになる。それゆえ、患者の状況や心況などを援助者は決して自分と無関係におくわけにはいかない。

苦悩する者

③患者が病気によって人として傷つき、苦悩し、まわりの人との深い裂け目に陥って孤独感を深め一層苦悩するのは、病気のせいではない。患者の状況や心況が、人が本来苦悩するあり方にあり、人間の基本的属性に由来している。すると、病気は、健康のときには気づきえなかった人間としての本来的あり方を気づかせる重要な契機となるとの意味をもつ（van den Berg, J. H., 1966）。このことに患者と援助者ともに気づくはずである。

基本的属性

④その際、左眼の網膜像（敵としての病気）と右眼の網膜像（身内としての病気）とがひとつに融合するなかで立体視が生まれてくるように、相反し合う両極を二分化せず、これ

7・患者と援助者の人間関係　85

を融合することから、援助にかかわって、人はより実り豊かで、新しい世界を発見してくるように思われる。

患者と援助者との援助関係の展開

　患者と援助者とは、当初から、その名称から推察されるように、役割的で機能的な人間関係でつながりをもち、その関係が展開されていく。この関係に息吹を吹き込み、血脈を通わす対人・対話関係のもとでは、両者の人格の違い、端的にいえば、素人と専門家との違いという隔たりから始まる。初対面の折、両者がともに未知者同士であるため、用心深く構える様子は想像に難くない。

　①援助者が患者にその眼差しをさし向ける

　援助者も当該の患者のことは未知であるため、不安の思いが動く。だが、この不安は未知の患者のことを感じとる力になるため、あるがまま受けとめ、傷ついてのたうちまわる患者に勇気をもってその眼差しをさし向ける。そのとき、この患者に援助の手をそえたいとの思いがわくが、患者が願う援助の本当のことはわからない。援助者は患者のことがわからないこの隔たりの実感のなかで、逆に、わかりたいとつながろうとする。ここに、患者がどんな反応をしても、これを受けとめようとの患者への信頼が生まれ、援助者は第一声の肉声によるつながりの糸を差し出す。「痛み、どうですか」の声かけに、それまで用心深く構えていた患者は、援助者がこの自分のことをみつめ、声をかけてくれることで、気楽になると同時に、この自分を人として認め、承認し、しかも真心の手をそえてくるのを覚え、うれしく、救われる思いになって応える。「ありがとう！　声をかけてもらって、楽になりました」。

　援助者の声かけにこのようにこたえる患者の存在は援助者

隔たり

眼差し

声かけ

患者の責任

を逆に救い、支え、励ますことになる。患者がその責任（援助者の投げかけに応じ反応するとの意味）を果たすことになるからである（上野, 1993）。

②援助者が患者のことをわかり応ずる

「みえる属性」
「みえない属性」

援助関係は生活のただなかでの人の営みである。この生活の現実には、たとえば2人の患者が近くにいるといった「みえる属性」と、2人の患者が近しくしているといった「みえない属性」とがあり、これらがひとつに融合して生活の現実を構成している（荒井, 1982）。その際、2人の患者が近くにいて、親しくしていることがあるし、2人が近くにいても、疎遠であったり、2人が遠くにいても、親しくしていることだってある。

援助者が患者のことをわかるというのは、こうした「みえない属性」のことをわかるとの意味である。「みえない属性」のことをわからないとき、「頭が痛い」という患者に援助者は、ただちに鎮痛剤の処方を求め、対処し、それが正答だとみなす。「頭が痛い」との訴えが、実は患者の寂しさを癒す援助者を求める叫びであるとき、このことがみえず、真の訴えに応じた対応ができないことになるのである。援助者が患者のことに眼差しをさし向けて傾聴し感じとりをするなかで、「みえない属性」のことがみえるようになるのである。このことを通じて、患者が逆にこうした援助者のことをわかるようになるはずである。

援助関係のなかを生きる患者と援助者

①これまでの人生の清算から、新しく実り多い人生の展望を拓く

前に述べた二分思考法で、過去、現在、未来を分断するとき、人は過去をまさに過ぎ去ったものとみなし、とかく、ど

時間体験　うしようもない後悔と嫌悪の過去として生き（逆に幸福だけを拡大する場合もある）、未来を「いまだ来たらず」として、不安しかもたず、前のめりになり（逆に幻のユートピアを描く場合もある）、未来にしか生きないといった、時間体験をもつ。「あのとき、こうしておけば病気なんかにならずにすんだのに！（健康で元気なときはよかった）」とか、「こんな病気の生活をしていたら、これから先が一体どうなるのだろう？（なんとか良くなるよ！）」といった自己表明はその現れでもある。このとき、人は孤立した唯我の世界に陥り、生活の現実のリアリティを喪失し、援助関係からすべり落ちてしまう。

　だが、ひるがえってひとたび過去、現在、未来という生涯展望を人自身が担う人格のうちに融合するなら、過去を単に過去として後悔と重荷において受けとらず、自分の責任において引き受け、過去はいまを支える土台となって将来に生かす既往となる。このとき、未来は単なる不確実な未来ではな **将来** く「まさに来たらんとする将来」となって取り組みをなそうとする（上野，1993）。これが「いま」（病気の生活や援助の生活）であり、人はこのいまを生きる以外ない。こうした自覚を得て、人はいまここで必要かつできることは何かを発見してくる。

　②弱きに強ければなり ―― 病気との和解・受容

　人にとって病気は、自分のなかの自分でない自分（異物）で、困らせるいやな敵である。こんな病気を人にゆずろうとしてもゆずることができない。こんな病気を否定し自分から排除しようと、忘却の彼方に押しやってみても、忘却どころか、かえって心の底から自分をおびやかしてくるだけで、排除することができない。

　そんななかで、勇気をもってこの病気と対面し、あるがま

まにみつめるとき、困らせるいやな敵ではあるが、自分のなかに起こった自分であると受けとめ、大切な自分の身内であることに気づき、生涯一緒につき合っていく以外にないとの自覚を得てくる。この自覚こそ、病気を敵で憎むべきだが、同時に自分の身内として大切に愛すべきだと、その人格のうちにひとつに融合する証でもある。このことこそ病気との和解であり、真の受容なのである。

病気との和解

　病気という苦悩から逃れられない人としての自分の弱さや傷つきやすさ、そして、病気を通してみる死という生の限界を実感するとき、絶望への沈潜のなかで人として背負うこうした異物としての自分を、自分との同一性へともたらすのである。そこから人生の無限の広がりと病気や死が自分にとってもつ意味深さを告げる新世界が開かれてくる。それは異物としての病気に自分が生きていくうえでの糧や力づけの意味を発見してくる世界である。「病気のおかげで、私は強い人間になれたように思う」とか、「病気がなかったならいまの私はありえなかったように思う」などの自己表明は、病気であることの、これまでにないまったく新しい意味発見の世界との出会いを伝えている。

同一性

意味の発見

【参考文献】
Jaspers, K.　草薙正夫訳　1956　哲学入門　新潮文庫　pp 38〜40
市川浩　1975　精神としての身体　勁草書房　p216
上野矗　1978　話の聴ける看護婦になるために—対人・対話関係の技術　医学書院　pp 16〜27
Sorenson K. M. & Aims D. B.　早坂泰次郎・上野矗訳　1970　慢性疾患患者の世界の理解　看護研究　Vol. 3　pp.52〜61
(Understanding the world of the chronically ill. *Amer. J. Nurs.* 1967, 67, 811〜817.)
山本俊一　1995　肺がん三十年—がんとの上手なつき合い方　真菜書房　pp 57〜62

van den Berg, J. H.　早坂泰次郎・上野矗訳　1975　病床の心理学　現代社　p.46
(The Psychology of The Sickbed, Duquene Univ. Press 1966)
上野矗　1993　看護臨床における話す・聴くケアを実らせるポイントとその実際　医学書院　pp 63～117
荒井洋一　1982　私はどこから来たのか　私はどこへ行くのか　東京学芸大学哲学研究室編　自我　pp 37～41　大明堂

8 在宅ケアと援助者の関係

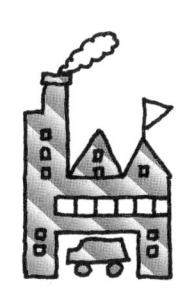

1. 在宅ケアとは何か

DRG/PPS

　日本においても医療経済は累積赤字をかさね、ますます入院医療は短縮される方向性に向かう。ちょうどアメリカ合衆国が1980年代に改革をしたDRG/PPS（Diagnostic Related Groups/Prospective Payment System；診断分類別医療費支払制度）がまさに、日本でも導入されようとしている。

　そうなると、在宅ケアはさらに拡大し、住民の在宅ケアへのニーズはますます高まることになろう。本章では、そのような背景にある在宅ケアの場における援助者の関係形成について言及する。

在宅ケアとは

在宅ケア

　在宅ケアは、対象者および家族の生活困難を解消するような何らかのサービスを供給することによって、対象者が自宅での生活を続けられるようにすることである（中島・米本, 1993）。

　その理念は「必要なときに、必要な人によって、必要な内容のサービスが、必要なだけ提供される」ことにある。在宅

ケアの視点は、地域の生活者を支援する立場から、家庭でできるかぎりの質の高いケアが提供されなければならない（国立公衆衛生院，1996）。そのためには地域にある社会資源を総合的に活用していく必要がある。

在宅ケアにおける援助者との関係

コメディカル

レイパーソン

ADL

QOL

　在宅ケアの場でケアを提供するコメディカルとしては、看護婦、医師、栄養士、薬剤師、社会福祉士、臨床心理士、作業療法士、理学療法士などがいる。また専門職ではないレイパーソンとしては家族、友人、近所の人などがいる。これらの専門職者とレイパーソンは共同して、ADL（activity of daily living；日常生活動作）を調える日常生活の援助、患者や家族の心配事を聴く相談、ケアの方法や安楽な生活の仕方を伝える教育、コメディカルやレイパーソンとの調整、健康的な生活を送り目標をもって生きている人間としての役割モデル、地域社会に理解を広げるための変革を行う、というサービスを提供する。

　このように在宅ケアは、患者と家族の生活困難を解決するサービスをさまざまな角度から供給するものである。そこでは個々の患者が抱える問題解決が図られ、患者がもっている力が増長され、QOL（quality of life；生活の質）が高められる。そして最終的には患者が安らかな死を迎えられなくてはならない。患者と家族は、そのような支援を受けながら自分の生活を地域社会のなかで営んでいく。

　在宅ケアを提供しているおもな機関は、行政機関（市町村や保健所）、病院、診療所、訪問看護ステーション、そして民間経営のケア提供サービス機関あるいは施設であろう。このような提供している機関によって、援助者との関係は異なるであろう。

自宅でのケア　　在宅ケアの場の特徴は、何といってもケアが提供される場がケアの受け手（患者、クライエント：以下患者とする）の自宅であるという点である。援助者は、患者と家族が安心して生活できるように、脅かされることなく援助が受けられるように、相手の生活のなかでケアを提供する。さらに、在宅ケアの場では、ケアの恩恵を受ける主たる者が、患者ではなくて家族という場合もある。

　このような特徴がある在宅ケアで生じる、援助者との関係に影響を与える要因としては、大きく3つのことがある。

　まず、①患者が家族と同居しているか、一人暮らしであるかという問題である。次に、②患者とその家族が在宅ケアが始まって初めて援助者に出会う場合か、これまでも援助者とのあいだに関係性があったのかである。そして、③在宅ケアを誰が依頼したのかということである。

　次の節では、この3点についてもう少し詳しく述べる。

2. 在宅ケアにおける援助者との関係に及ぼす要因

患者に同居者がいるかどうか

　患者が家族と同居している場合は、援助者は患者との関係と同時に家族とのあいだにも良好な対人関係を形成する必要がある。

患者と家族　　患者と家族が同じ方向に向かっているときは、援助者はまだ関係を形成しやすいのだが、患者と家族が同じ方向に向かっていないときは、両者の板ばさみの状態におかれることがある。

　たとえば、患者は家族に協力してもらいたいと思っているのに、家族は患者が自立していないことを問題にしている場合があげられる。援助者が、患者からは「家族からの世話を

もっと受けたいのです。お願いします」と言われ、家族からは、「看護婦さんからもあの子にもっと自分のことは自分でやるように、もう家族は頼らないように言ってください」と言われるとすると、援助者としてはどうしたらいいのか悩むところである。この相反する関係のなかに援助者が巻き込まれると、場合によっては双方から信頼感を失うことになりかねない。

一人暮らし　　　患者が一人暮らしの場合、とくに高齢者の場合には、最初の出会いが重要になる。患者は外部の者が家のなかに入ることに対して、当然ながら警戒心をもっている。真摯な態度で自己紹介をし、必要ならば身分証明書を示し、そして患者の世界に深入りしすぎないように心がける。援助者が知りたいことを知ろうとするのではなくて、患者が話したいこと、してほしいこと、あるいは心配や気がかりを表現できるように対応する。次第に、必要な事柄を問いかけるとしても、根掘り葉掘り聞かないようにする。

依存心　　　援助者との関係が深まると、患者は援助者に対して依存心が生じることがある。援助者は、依存心を受け止めながらも自立に向けた援助をする。ときには、依存されていることは援助者として心地よい場合があるが、目標を喪失して無目的に依存を受け入れることは望ましいことではない。

異性の患者　　　異性の患者と援助者とのあいだに恋愛感情が生じることもある。あるいは性的言動が表出することもある。援助者がそのときの対応の仕方がわからなかったり、相談者がいない場合には、関係がぎくしゃくしてしまう。在宅の場が個室の場となり、治療契約が交わされている場合は、援助者が逃げられないことになる。

関係の終結　　　また、患者が一人暮らしの場合は、関係の終結が困難になるおそれもある。たとえば、援助者が行うケアの目標は達成

したが、患者の孤独感がぬぐい切れない場合、援助関係の終結が困難になりかねない。そのような場合には、援助者の目的は何だったのか、という本来の視点に戻る必要がある。

援助者と患者の出会いについて

在宅ケアが始まるのは、家族での介護が困難になった場合と、病院から退院して在宅ケアが必要になる場合がある。か**プライマリー援**かりつけ医や入院していた病院で在宅ケアをプライマリー援**助者**助者が提供している場合は、これまでの援助関係が継続することになる。その場合は、患者と家族は援助者の在宅ケアを歓迎してくれることが多く、これまで以上に良い関係で再スタートを切ることになる。

しかしながら、ほとんどの場合は、在宅ケアの始まりと同時に、援助者との関係が始まる。それは、前述の在宅ケアを提供している機関からも推定できるであろう。患者と家族が在宅ケアあるいは援助者の訪問を望んでいるならば、まだ関**関係形成の困難**係が発展しやすいが、そうでない場合は関係形成が困難になる。

誰が在宅ケアを依頼したのか

在宅ケアの依頼　在宅ケアを依頼したのが患者本人であれば、援助者との関係は発展しやすい。しかしながら、家族あるいは親戚（その他の身寄り）が在宅ケアを依頼した場合、あるいは近所の住民が通報して公的機関から在宅ケアないし訪問が行われる場合は、援助者との関係はスムーズに形成されないであろう。第3節で詳細を検討する。

3. 援助者（看護者）と患者のかかわりの発展

患者-看護婦関係の発展過程

患者-看護婦関係

患者および家族と援助者の関係発展を考えるには、看護学の領域で患者-看護婦関係として、理論化されている。この節では、在宅ケアと援助者の関係を、この患者-看護婦関係として、考えていきたい。

ペプロウ

患者-看護婦関係を最初に理論化したのは、ペプロウ（Pepulau, H.）である。ペプロウは、患者-看護婦関係の発展段階は一部分重なりあうが、4つの段階があることを明らかにしている。その4つの段階は連動しており、かつそれぞれの段階で看護婦が担う役割が明示される、としている。ペプロウが示した4つの段階は次のとおりである（Pepulau；稲田訳, 1973）。

①方向づけの段階
②同一化の段階
③開拓利用の段階
④問題解決の段階

トラベルビー

次に、患者-看護婦関係を理論化したのは、トラベルビー（Travelbee, J.）である。トラベルビーは、出会いは、それぞれ一度かぎりのものであるが、あらゆる患者-看護婦間の相互作用はいくつかの段階を進んでいく、と考えた。ある段階に「属する」問題が他の段階で現れることもあり、理論上は静的なものでも、現実には動的なものであることは明白であるとし、次の4つの段階を提示している（Doona；長谷川訳, 1984）。

①相互作用以前の段階
②導入ないしオリエンテーションの段階
③同一性出現の段階

④対人関係終結の段階

外口玉子

わが国で最初に患者－看護婦関係を理論化したのは、外口玉子である。外口は、患者－看護婦のかかわりは、そのつど一度かぎりのものであるが、時間の流れのなかで積み重ねられ、いくつかの段階や時期を経ていく、と考えている。その特徴や目的によって、①初期の信頼が芽生える時期、②信頼がもてるようになり、関係の深まりと広がりを生み出していく時期、③自立への歩みをはじめ、関係に一区切りをつける時期として、次の3つの段階を明らかにしている（外口, 1995）。

①関係をもちはじめる時期
②関係をもちつづけていく時期
③新たな人との関係に展開する時期

患者－看護婦関係の発展

筆者は、外口の理論を参考にして、患者－看護婦関係は次の3つの段階で発展していくと考えている（川野・筒口, 1992）。

第一段階　関係をもち始める時期
　この段階は、お互いが知り合い、目標を共有する。
第二段階　関係をもち続けていく時期
　この段階は、お互いに問題解決に向かう。
第三段階　関係の終結に向かう時期
　この段階は、治療的な別れを行う。

この筆者の考えをもとに、在宅ケアにおける患者－看護婦関係の発展過程の特徴を概観してみる。

第一段階　関係をもち始める時期

在宅ケアにおける関係をもち始める時期のキーポイントは、患者がどれだけ看護婦に心を開くことができるかにかかっている。すなわち看護婦に対する信頼感情がどれだけ芽生える

信頼感情

かである。逆にいうと、看護婦は、患者から信頼される存在にならなくてはいけない。

この信頼関係の形成は、どのような患者－看護婦関係にも基本になるのだが、在宅ケアではそれがことのほか重要である。在宅ケアでは初期の出会いが、その後の成否をすべて決めてしまう。患者の家に見知らぬ者が訪れるわけだから、患者が「もう来なくてもよい」と思ったときに、この関係は終結しかねない。

出会い　　初期の出会いで重要なのは、相手の家の中をはじめからじろじろ見回さない。そして、根掘り葉掘り看護婦が聞きたいことを尋ねないで、患者が話したいことを、十分聞くことで**傾聴**　　ある。いわゆる傾聴である。患者の要望を聞く姿勢が大切になる。そのときに患者が表現した内容が、ひどく独りよがりだとか非現実的だと感じたとしても否定しない。もちろん、肯定もしないのだが、まず聴く。そして、看護婦は患者が表現する内容にではなく、そのようなことがあるとしたらどんな気持ちだろう、という患者の心に関心を寄せ、看護婦のな**共感**　　かに生じた心の動きを表現する（共感）。患者が、この人（看護婦）は害になる人ではない、と思えることが重要になる。

信頼関係を形成するうえで、重要なことが２つある。その**約束**　　ひとつに約束を守るということがある。約束を守るということは、患者－看護婦関係にとってその重要性は当然のことなのだが、在宅ケアの場では、一度約束を破ると信頼感を損なううえに、さらに再度約束をすることが困難になることがある。患者や家族が何回も連絡を取るとはかぎらないし、看護婦から何回も電話をすることができない場合もあるからである。

もうひとつの重要なことは、看護婦の専門的な知識と技術、

|信頼| そして人柄に対する患者と家族の信頼感である。少しの時間で、患者と家族は看護婦の力量を評価し、判断している。

　たとえ看護婦が、事前にその人についてあまり知らなくても、初期の面接ではこだわる必要はない。ただ、看護婦として感じた印象は大切にする。本人の姿、身なり、髪の毛の手入れ、寝ているか起きているか、顔色、動作、咳、呼吸（息切れ）、話し方、看護婦の迎え方、看護婦を品定めするようにうかがっているか、警戒心などの雰囲気、家族の座る位置関係（たとえば、訪問対象者が奥にいて、話しにくい位置にいるなど）、部屋数、臭い、片づけ具合などを、じろじろと見回さずに看護婦の五感で感じたことを重要視する。ときには、直感的に感じ取ることもあろう。これらの臨床感覚は重要な意味をもつ。

|看護婦の五感
臨床感覚|

　患者があまり発言できないで家族が取り仕切っているのでは、患者とは深い話はできそうもない。ときには、最初から信頼して看護婦を待っていてくれるとわかると、すぐに本題に入れそうだ、と感じることがある。あるいは、拒絶的と感じることもある。それによって、看護婦はどのように対応したらよいのかを瞬時に判断する。

第二段階　関係をもち続けていく時期

|問題の解決| 　第二段階は、患者やその家族が抱える問題の解決にあたる。患者と家族の力を活用しながら、そのときどきに、患者がもっとも望んでいることをかなえる。患者を身体的・精神的・社会的な側面から理解し、生活していくうえで一番困っていることに直接こたえる。

　その問題が解決しなければ、その後の関係がうまくいかなくなる。患者と家族は他職種とのケアの仕方と内容を比較して、看護婦に対する期待が満たされたのか、この看護婦は望

んでいることをやってくれるのか、という判断をしている。

相手にベストな方法　患者と家族とのあいだで、問題を解決するのに考慮しなくてはいけないことは、相手にとってベストな方法で解決することである。看護婦はオムツがいいと思っていても患者は腰巻きだからオムツはいやだということがある。このときには、当然患者の要望に添う。

　病院であれば、往々にして治療の主体が医療者になりかねない。患者の要望よりも医療上都合がよいことが優先される。**メディカルモデル**　病院では、いわゆるメディカルモデル（医学・生物学に基づいた専門家による、異常と正常、病気の発見と治療を重要視する）に準拠するが、在宅ケアでは、**サイコソーシャルモデル**（誰もがその人のもつ生活の仕方があり、それが適応できているような方法に整える。あるいは、その人の生活の仕方に環境を合わせていく）に準拠する。各家庭には、その家庭独自の対応策をもっている。ルティーンの方策がいつでも通用するというわけではない。

　これまで述べてきたように、援助者は相手が求めていることは何かを最優先して対処する。たとえば、ターミナル期にある患者は、痛みを軽減してほしいことをそのときもっとも望んでいるかもしれない。看護婦にとっては、適切な問題解決ができるために、正確な**アセスメント**が必須である。きっちりアセスメントできれば対処の方法が見つかる。「そのうちよくなるよ、といわれて時間が経過してしまった」という不満は患者からよく聞くことである。身体面に関してはすぐにできることがはっきりしているので、ニーズにこたえることは可能なことである。

看護婦のプラン　看護婦にはこうしたいというプランがある。たとえば、公的な福祉サービスを活用したらいいのではないか、という考えが浮かんでいくと、介護負担や経済負担を軽減するプラン

を思い付く。しかし、そのことをあまりにも早く話題に出してしまうと危険である。家族にはたとえば、人間関係のことなど、看護婦に話したいことがあるとしても、話す機会を逸してしまう。その結果、家族は欲求が満たされないことになる。このような配慮が十分とはいえない判断は、避けなければならない。

第三段階　関係の終結に向かう時期

自立への援助　関係の最終段階では、自立に向けた援助をする。患者は、自分の生活のパターンで、あるいは新たな生活の仕方で在宅での生活を続ける。

ときには、患者の死によって関係が終結することもある。あるいは、看護婦の勤務異動や退職ということもあろう。患者が入院するということもありうる。

地域の医療　社会復帰相談で難しい点は、患者や家族が地域の医療に対していいイメージをもっていない場合もあることである。これまでの人間関係や受けたサービスの印象があるから、一般論で社会資源を紹介するのでなく、患者や家族が受けたいサービスを知って、一緒に考えていく。

4.　おわりに

トラベルビーの相互作用以前の段階

筆者による患者－看護婦関係の3つの段階による発展過程をみてきたが、在宅ケアの場では、第3節で考えたように患者は必ずしも、援助者との関係を望んでいるとはかぎらない。そのときには、とくにトラベルビーが理論化している相互作用以前の段階が重要な意味をもつ。すなわち、相互作用が開始されるまでにどのように準備を整えるかがその後の関係発

準備

展の鍵になる。

　たとえば、次のようなことを考慮する。依頼者が家族や仲介者の場合、まずその家族や仲介者と訪問前に会い、患者や家族がどのような状態なのか、どう訪問するのがいいのか、誰からの依頼と言うのがいいのか、なぜ来たのかをどう伝えるのがいいのか、といったことを打ち合わせる。

　また、一日のうちでいつの時間が都合がいいのか、タイミングを見計らい誰から訪問するのか、どんな位置に座るのか、誰から話を開始するのか、ということも相談して決める。そして、次にどういう援助者が必要であり、どの医師が適任か、最終的にはどの医療機関への受診につなげる（あるいは在宅ケアを継続する）のがいいのか、というおおまかな方針を共有して、最初の訪問の時間と訪問者を特定する。そのときに、看護婦は、もっている資源のなかから妥当な医療チームを形成する調整者の役割をとる。

調整者

【引用文献】

Doona, M. E.　長谷川浩訳　1984　対人関係に学ぶ看護─トラベルビー看護論の展開　医学書院

川野雅資・筒口由美子　1992　看護過程にそった精神科看護実習　医学書院

国立公衆衛生院公衆衛生看護学部・厚生省健康政策局計画課保健指導室　1996　在宅ケアシステム推進マニュアル　3-4　日本看護協会出版会

中島紀恵子・米本秀仁編　1993　在宅ケアの構造　明日の高齢者ケア④在宅のケアスキル　p2　太洋社

Peplau, H. E.　稲田八重子ほか訳　1973　人間関係の看護論　医学書院

外口玉子ほか　1995　系統看護学講座　専門18　成人看護学15　精神疾患患者の看護　医学書院

9 生活習慣病者との支援関係

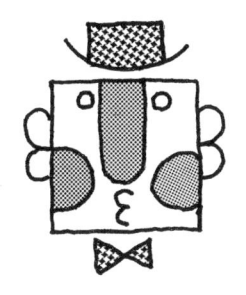

1. 生活習慣病の概念

成人病から生活習慣病へ

生活習慣病　心身の健康にとって、生活習慣のあり方が重要な意味をもつことは、古くから指摘されてきた。しかし、生活習慣病という名称が一般に知られるようになったのは、1996年に公衆衛生審議会が、成人病から生活習慣病への名称変更を提案して以来である。この名称は短期間に、保健医療関係者よりもむしろマスメディアを通じて広く一般に知れわたった。

健康と習慣　健康と習慣の関連について、早くから問題提起を行ってきた日野原重明は、1970年代半ばには成人病という概念のあいまいさを指摘し、習慣病という言葉を提唱した。日野原は、**習慣病**　習慣病を悪しき生活習慣が作りだした難治の慢性疾患と規定し、早期検診よりも慢性疾患に罹らないような予防が先決であり、それには生活習慣と病気との因果関係についての知識を普及すべきであると考えた。

成人病　成人病という言葉は1950年代後半から行政用語として使われ始め、「脳卒中、がん、心臓病など40歳前後から死亡率が高まって死因の高位を占め、40～60歳の働き盛りに多い疾

患」と定義され、他にも代表的な疾患として高血圧、糖尿病が加えられている。一方、生活習慣病は、「食習慣、喫煙、飲酒などの生活習慣がその発症・進行に関与する疾患群」と定義されている。疾患の発症・進行、あるいはその予防には、食習慣や喫煙・飲酒の習慣に加えて、休養の取り方や運動の仕方、さらには生活態度や対人関係の習慣も関与すると考えられている。

主な生活習慣病

主な生活習慣病と、その発症に関連する生活習慣は表9-1のとおりである。

生活習慣病には成人病のほとんどが含まれ、白内障や痴呆性疾患などと、生活習慣の関連も解明されつつある。アルコール依存症など従来は成人病と見なされなかった疾患も、生活習慣病の特徴を備えたものとして扱われるようになった。最近はコレステロール値の高い子どもが増え、生活習慣による健康障害は成人だけの問題ではなくなってきた。生活習慣病の概念は、きわめて多くの疾患の発症と進行に関する情報源となっている。

アルコール依存症

コレステロール値の高い子ども

生活習慣が、どのように心身の健康をむしばむかを知るには、習慣とは何かを問う必要がある。また、生活習慣病者をどう支援するのかという課題に答えるには、生活習慣と健康の関連について、広い視野から考えていく必要がある。

表9-1　主な生活習慣病

食習慣：糖尿病、高血圧、高脂血症、胃がん、大腸がん、骨粗鬆症
喫　煙：肺がん、心筋梗塞、高血圧、慢性気管支炎、肺気腫、脳血管障害、骨粗鬆症
飲　酒：アルコール依存症、肝疾患、膵炎、糖尿病、神経障害、大腿骨骨頭壊死
運動不足：高血圧、糖尿病、虚血性心疾患、骨粗鬆症
休養不足（過労）：うつ病、神経症、心身症

2. 生活習慣と嗜癖

生活習慣とは何か？

習慣　　　　　習慣とは、同様の状況に繰り返し出会ううちに身についた行動、態度、感情、認知の傾向である。習慣が身につかなければ、状況が変わるたびに決断を迫られ多大なエネルギーを要してしまう。私たちは、習慣のおかげで刻一刻思い悩むことなしに日々を過ごせている。

刺激と反応　　行動主義的な心理学によれば、習慣的な行動は刺激への反応の積み重ねによって形成される。有害な反応は罰によって、有益な反応は報酬によって制御され、習慣的な行動が形成されていく。この考え方で習慣的な行動の一部は説明できるが、習慣について包括的に把握するには、行動の前提となる感情や認知の働きも視野に入れる必要がある。

認知と感情　　認知や感情と行動の関連について論じた先駆的な心理学者
アーノルド　　であるアーノルド（Arnold, M. B.）によると、人間には外部刺激がもつ意味をとっさに読み取る力があり、読み取られた意味に応じて感情が湧き起こる。つまり、感情反応は、外部刺激の望ましさや危険度に関する認知的な評価に対応している。さらに、感情反応の動きとそれに伴う身体感覚の変化が内部刺激となって、内外の刺激に対処するための行動が引
ラザルス　　　き起こされる。心理学者のラザルス（Lazarus, R. S.）によるストレスへの対処行動に関するよく知られた図式は、アーノルドの仮説に沿ったものである。彼らの考えに依拠すると、環境からの刺激に始まり、習慣的な行動の形成にいたる過程について以下のように包括的な把握が可能になる。

外的な刺激　　危険を告げる外部刺激は、驚き、恐れ、不安などの感情をもたらす。それに続くのは、体が強張ったり、頬がひんやりしたりという身体感覚である。自己の内部に生じた感情的、

| | 感覚的な反応に気づくと、刺激が示唆する危険な事態への対
対処行動 | 処が始まる。対処行動の結果が有効ならば安心感と充実感が
| 湧き、刺激と対処行動、そしてその結果という一連の経過が
習慣的な行動の | 記憶に留められて、習慣的な行動が形成される。
形成 |
| 　このように考えると、習慣は望ましいもののはずだが、現
実には望ましくない習慣もあるのはどうしてだろう。その点
を解明するには、人間にとっての望ましさの基準とは何なの
かを考える必要がある。

価値（＝望ましさ）の基準 ── 欲求と規範の調整 ──

価値　　　　　社会学者の見田宗介によれば、"望ましさ"すなわち"価値"とは、欲求と規範が適切に調整された状態である。規範と欲求は拮抗し合っているが、行動力の源泉は欲求にあり、
欲求　　　　何が望ましいかについての価値判断とは、さまざまな欲求のあいだの対立に折り合いをつけることである。

マズロー　　　一方、心理学者マズロー（Maslow, A. H.）は、生存、安全、愛情、承認、自己実現の5欲求を階層的に配列し、下位の欲求が満たされると上位の欲求が活性化すると説明した。
欲求構造　　広く知られたこの図式は、欲求構造と人格発達とを関連づけたものだが、人を救うために生命の危険を冒す心理や、若年者の精神的な達成を説明できない。そこで、人間の心には生まれたときからこれらの欲求が併存するが、成長につれてより高次の欲求に比重が傾くと考えたほうがうまく説明がつく。

自己実現欲求　私たちは誕生の直後から、外界の手ごたえを楽しむという形で、自己実現欲求を萌芽的に体験している。そして、諸欲求の充足を少し我慢することと引き換えに何かを実現できた体験を積み重ねるにつれ、望ましい結果を見越して目的を設定し、意図的に行動して所期の成果を挙げられるようになる。こうして、自己実現欲求を核とする安定した欲求構造と、そ

れに根ざす習慣的な態度や行動が形成されていく。

習慣の病

習慣のおかげで私たちは、生活の幅を広げ心のゆとりを得るものの、ときには処理しきれない困難に見舞われ、不安に駆られて手慣れたやり方にしがみつこうとする。精神的に安定していれば自己実現欲求を優先させる人でも、極度の困難を感じると、承認や愛情あるいは安全の欲求に引きずられて**退行現象**が生じ、人格水準が低下する。そのような事態が繰り返されると、**嗜癖**とよばれる病的な状態に移行してしまう。

嗜癖はアルコール依存症に代表される一群の病気で、古くから"**習慣の病**"とよばれてきた。アルコール依存症とは、長期にわたる大量飲酒の結果、飲酒行動の習慣が強迫的となり生活に困難をきたした状態である。適度な飲酒はむしろ有益と考えられてきたが、長期飲酒による耐性の上昇と加齢による代謝能力の低下が重なると身体的健康に破綻をきたす。飲酒行動が制御不能になれば、身体的な破綻に先立って対人関係と社会生活の破綻も生じてくる。

嗜癖の始まりは、いら立ちや不安などの**否定的な感情**が生じると、無意識のうちに薬物や食物の摂取、ギャンブル、買い物などに走る傾向である。このような行動は、否定的な感情を一時的に和らげる効果があるため、効果が薄れると同じ行動を繰り返す羽目に陥る。

否定的な感情は何かがうまくいっていないことの徴候なので、危険を回避し安全を取り戻したい気持ちに駆り立てられる。しかし、うまくいっていない個所を見極めて問題を解決し、安全を取り戻すには、かなりの集中力や忍耐力を要する。そこで手っとり早いのが、否定的な感情そのものを和らげて一時的な安心感を得る方法であり、飲酒、食物摂取、ギャン

| 後悔や罪責感 | ブル、買い物には同様な効果がある。この方法は問題の解決を先送りするだけだし、一時的な効果が失われると後悔や罪責感が加わり、同じ行動への衝動が高まる。こうして形成された望ましくない習慣が嗜癖である。

　有益なはずだったのに有害に反転しかねない点に習慣全般の危うさがある。生活習慣病に分類される病気のすべてが嗜癖とはいえないが、繰り返されるうちに健康障害をきたし、有害とわかっても行動修正がききにくい点が嗜癖と共通している。すなわち、多くの生活習慣病は、嗜癖的な行動パターンを備えており、生活習慣病からの回復については、嗜癖からの回復から学べる点がきわめて多い。

嗜癖的な行動パターン

3. セルフケア

セルフケアの原則

セルフケア

　生活習慣病の予防、回復、悪化防止には、セルフケアが不可欠であるといわれている。これまでセルフケアについては、心身の症状を悪化させないため、患者が医師の決定した方針に基づいて療養生活の自己管理を行うことと解されてきた。しかし、医師の指示に忠実に従うことを患者に求めても、自己管理は適切に実行されない。病状の医学的管理に偏った指示に忠実に従うと、日常生活に支障をきたしやすいからである。患者の生活様式が考慮されたにしても、それが指示であるかぎり患者の自発性が削がれてセルフケアへの意欲は低下する。病状の適切な自己管理には、患者の自発性に基づく、生活に根ざしたセルフケアが必要なのである。

患者の自発性

専門家による援助

　ただし、専門的な知識が不足している患者は、専門家による援助なしに適切な自己決定を下すことは難しい。そこで専門家には、患者の疑問に率直に答え、病状や治療法、今後の

見通しについて正確に伝えることが求められる。さらには、患者が病気に左右されずに社会生活を送る上で有効な方法について患者と共に考えることも大切である。多くの専門家は、患者のためと信じて患者の意思決定の機会を奪ってきたが、真に求められているのは患者の意思決定に基づく自己管理の支援である。医師の主な問題点は権威主義にあるが、看護者の過保護な傾向も見直される必要がある。

患者の意思決定

　自立心旺盛な患者たちは、専門家への疑問や不満も手伝って患者会などによる同病者たちの連帯を支えに、適切なセルフケアを模索してきた。彼らが経験のなかから蓄積してきた療養上の工夫から専門職は学ぶべき点が多い。看護職は、医学的な知識と患者の知恵を折り合わせながら、セルフケアへの意欲を高めるような支援を心掛けるべきだろう。

患者会

セルフケアの方法とその支援

　セルフケアを支援するには、患者自身が病気に有効な対処を行う上で必要な視点と方法について知っておくことが先決である。ここでは、2つの方法を提示しておきたい。
　①問題の明確化と意思決定
　第1の方法は、自分の直面している状況についての的確な把握である。それには、療養生活をめぐる困難という患者自身の主観的な体験から出発する。第三者からみればたいへんな事態であっても、本人が困ったと思わなければ、適切な対処行動は始まらない。以下に、困難さの自覚を糸口に問題の明確化を図るための枠組みと実例を紹介する（表9-2）。

困難さの自覚

　②内発的動機づけ
　第2の方法は、セルフケアへの動機づけを高めるための条件整備である。動機づけには、外発的なものと内発的なものがある。外発的動機づけとは、報酬を求め苦痛を回避したい

セルフケアの動機づけ

表 9-2　問題の明確化 ― 糖尿病患者の事例 ―

	何が困難を生じさせているか （現状把握）	放置するとどうなると考えられるか （将来予測）	どうなったら明るくなれるか （目標設定）	どうすれば困難は解消するか。その方法は実行可能か （意思決定）
(1)	①カロリー制限の必要性はわかったが、独身だし忙しくて不規則な勤務なので外食が多くカロリーがどうしても高くなる。	②血糖値が下がらないため、主治医には叱られ、自分でも不安やいらだちがつのる。何年後かには自覚症状が現れる。	③血糖値が下がって主治医からも努力を評価される。カロリーの少ない食事がとれる。	④昼食は弁当を作り夜は自炊して、外食はなるべくしない。どれも不可能ではないが、周囲の目が気になるので覚悟がいる。営業部勤務で接待を欠かせないから外食をしないのは不可能。
(2)	①糖尿病であることを職場に黙っているため、理解や協力が得られていない。	②病状が悪化して職場には迷惑をかけ、結局は信用も失う。	③職場の理解と協力が得られて安心して療養環境を整えられる。	④糖尿病であることを上司や同僚に伝えて、理解を求める。接待が避けられないときは相手に話して食事内容を調節する。それも無理なら配置転換を申し出る。

傾向に由来する行動のエネルギーであり、効果が一時的な上に、その発動が繰り返されると意欲が薄れやすい。糖尿病治療では、患者に失明や壊疽の危険を突きつけ、これを回避したい欲求を引き出す試みも行われてきたが、効果はかぎられていた。

　一方、内発的動機づけとは、そうしたいと思っていること自体によって湧き出してくる行動エネルギーである。社会心理学者のデシ（Deci, E. L.）によると、内発的動機づけが高まるための条件は、"自己決定の感覚"と"有能さの感覚"である。すなわち、自己決定に基づく行動が有効性を発揮し、環境を制御できたという実感が意欲を湧き上がらせるのである。

自己決定の感覚　　自己決定の感覚とは、自分の意思で選択を行ったという実感である。セルフケアを自分の課題として選び取った患者は、

与えられた課題として受け入れた患者に比べ意欲が旺盛で行動が持続する。

有能さの感覚　　　有能さの感覚は、課題の困難さが極度だと低下するが、困難さが適度だと向上する。したがって、複雑かつ膨大と思えた課題を分割し限定を加えて解決の糸口が見いだせると、困

挑戦心　　　　　難さは極度から適度に変化して挑戦心がわく。そこでとにかく実行してみると、それなりの成果が得られて有能さの感覚はさらに高まる。内発的動機づけの発現を阻害する要因の除去はセルフケアへの持続的な意欲を高めるのである。

セルフケア行動の目標

　セルフケア行動への意欲向上には、目標実現に有効と思える行動を明確にしておくことも重要である。生活習慣病に対処するための適切な行動は、適度な運動、栄養バランスへの配慮、ストレスへの適切な対処、禁煙の4つに集約できる。

　運動の必要性は、肥満防止と関連が深い。運動によるカロ

適度な運動　　　リー消費はさほどではなくても、習慣化された適度な運動には、基礎代謝率の上昇、免疫系の活性化、ストレス解消などの効果がある。また、何もしたくない気分のときに、身体を動かすことでむしろ意欲がわくことがよくある。

栄養バランス　　　栄養バランスという視点をもてると、食物、成分、カロリーの制限による窮屈さが軽減し、さまざまな選択肢の可能性がみえてくる。栄養摂取についてのバランス感覚が身につくと、身体によい食物と食べたい食物が一致してくる。

ストレスへの適　　精神的なストレスに適切な対処がされず、怒りや不安が尾
切な対処　　　　を引くと生活習慣病は悪化する。その理由は、精神的な動揺による身体的な動揺や免疫機能の低下、悪しき生活習慣への逆戻りなどである。強いストレスがかかる状況に陥らないよう生活形態を変更するとともに、避けられないストレスは早

めに察知して対処することが大切である。

喫煙 　喫煙があらゆる病気にとって有害なことははっきりしている。それでもやめられない人が多いのは、喫煙それ自体が嗜癖であり、それなりの心理的な精神安定作用を備えているからである。喫煙なしに心の安定が得られるような対処行動や生活様式を工夫しないと禁煙の実行は難しい。

4. セルフヘルプ・グループ（自助グループ）

セルフヘルプ・グループの機能

セルフヘルプ・グループ 　セルフケア概念の発展には、セルフヘルプ・グループ（以下、SHG）の役割が重要で、とくにアルコール依存症者のSHGとして1935年に結成されたAA（alcoholics anonymous）の貢献は大きい。

「底つき体験」 　アルコール依存症者の回復は、医師に見放された患者たちの語らいに始まる。彼らは酒による人生破綻の自覚を「底つき体験」とよび、それが回復への契機となるという。毎日のミーティングで体験を語り合いながら、酒なしで過ごす日々を積み重ねることが結果的に回復をもたらすのである。

　SHGは、「共通の苦悩を抱える人びとが集い、語り合うことを通じて、それぞれの自立に向けて支え合う集団」と定義され、多くの生活習慣病でもSHGが結成されている。素人同士の不的確な情報交換を疑問視する医師もいるが、SHGでは医療の常識にとらわれず患者ならではの知恵や療養上の工夫を共有できる。家族や専門家は親身になったつもりでいて、どこか共感や理解に欠けやすいが、患者同士ならばはじめて会った人とでも共通の苦悩について語り合い、通じ合うことで不安や不満の解消を図ることができる。

患者の紹介 　看護者がSHGにできる最大の寄与は、患者の紹介である

が、看護者自身がSHGに参加して顔なじみになっておくと安心して紹介できる。SHGの結成に手を貸す場合は、当事者の自立性を損なわない控えめな参与が大切である。

5. 生活習慣病患者のセルフケア支援について

セルフケア支援と看護相談

セルフケアの主体は患者自身だが、看護職にもセルフケアの方法や裏付けを患者に伝えるという役割はある。患者がセルフケアを生活に根づかせるまで、同伴することも重要である。看護職に求められるこうした役割は、患者とのあいだでさまざまな機会に行われる相談活動を通じて遂行される。

相談　相談とは、「自力では解決できない問題について、誰かと一緒に考えてもらうこと」である。相談を主な仕事としている他の職種は、時間、場所、目的などの構造を明確に定めた面接を通じて相手の相談にのる。看護職は、検温や処置の合間に、偶然の機会からさりげなく相談にのる場合が多い。

看護相談　看護相談は構造が不明確で時間も確保しにくいが、重要性は決して低くない。患者からすると看護者は身近な存在だが、忙しそうに立ち働いているため声を掛けにくい。切実な問題を抱えている患者はそれでも相談を求めるし、相談は患者の自発的な行為であるがゆえに、どんな些細な内容であっても望ましい自己管理の出発点となり得る。

患者から持ちかけられた相談にのることは看護者の重要な役割だが、その実行には多くの看護者が困難を覚えている。患者から呼び止められ、話を聞くうちに重要な問題が飛び出してきても、仕事に追われていると同僚の目が気になる。セルフケア支援を充実させるには、看護相談を業務の中に明確に位置づけ、そのことを患者に伝えなくてはならない。

セルフケアと意思決定支援

患者の状態を保護的なかかわりの必要性が高い極から、患者の自立の度合いが高い極まで並べてみると、全面介助→代行→一部介助→同行→同伴→指導→助言→相談→情報提供という順になる。これまで看護者は、患者への保護や管理、あるいは指導や助言に傾き、相談活動の展開は不十分だった。

支援　しかし、どんな状態の患者に対しても意思決定の支援や意思決定にそった支援は可能であるという視点に立ち、看護相談を根づかせる努力が必要だろう。

人生設計の建て直し　生活習慣があらゆる病気の発症と進行、回復と予防に関与するとすれば、生活そのものの見直しが必要になり、多くの患者は人生設計の建て直しを迫られる。人生の岐路に立つ患者と向き合った看護者は、自分の生活体験を反すうしながら患者と伴走することになる。

患者の学習支援　看護職の役割は、相談や情報提供を通じた患者の学習支援が焦点となる。どのような時期でもセルフケア支援にとって自己決定の尊重が不可欠だという点も重要だろう。患者の体

患者の自己決定・意思表示　力、気力、意識水準が衰えていても、患者の自己決定と意思表示を尊重した働き掛けは可能だからである。

【引用文献】

Deci, E. L. 1980 *The Psychology of Self-determination*. D. C. Heath.（石田梅男訳　1985　自己決定の心理学　誠信書房）

日野原重明・西川泰夫　1998　対談「生活習慣病」という名称をめぐって　現代のエスプリ373　5-37

見田宗介　1966　価値意識の理論　弘文堂

宮本真巳　1997　セルフケアを援助する　日本看護協会出版会

宮本真巳　1998　面接技法から学ぶ　日本看護協会出版会

10 ターミナルケアと人間関係

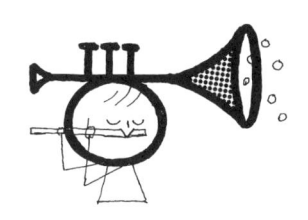

1.「死」について

> "人はみな必ず死ぬ。死なないわけにはいかない。それなら人間らしく死を迎えるために、深刻ぶらずに、もっと気楽に「老い」「病い」、そして死を語り合おう。……死への確かなまなざしが、生の尊さを照らし出す。(永六輔著『大往生』袖カバーの文章より)"

死

この『大往生』はたちまち200万部の大ベストセラーとなり、続篇も出版されている。これまでともすればタブー視されがちであった「死」を正面から扱ったことが、多くの読者の共感をよんだものと思われる。

ターミナルケア

看護者は仕事上、人間の生と死をより現実のものとして日々向き合うことになる。とくにターミナルケアにおいて死は避けようのない現実である。患者の死に向かうプロセスおよび最終的な死という事実を看護者としてどのように受けとめるか、それは看護者自身の生き方や職業的アイデンティティにも深く関わる重要な問題となる。

死への準備教育

人生観
死生観
死への準備教育

「太陽と死は凝視することのできない2つのもの」。このロシュフーコーの言葉のように、人間は死を正面から取り上げることを避ける傾向にある。しかし、私たちは自分の生き方（人生観）について考えるのと同様、死に対する考え方（死生観）も深める必要がある。死がより日常的な看護者においてはとくにそうであり、「死への準備教育（death education）」の重要性が説かれるのはそのためである。（死への準備教育の具体例は表10-1を参照。）

表10-1　看護教育におけるデス・エデュケーション・プログラム（デーケン，1986）

1）人間の死	①死の定義	
	②死と文化	
	③死生観（日本人における死の捉え方）	
	④死と法律（安楽死，尊厳死を含む）	
	⑤死と宗教	
	⑥自殺	
	⑦死と戦争	
2）死の臨床	①生物学的な死	
	②死のプロセス	
	③死の判定（脳死，臓器移植を含む）	
	④ターミナル・ケア	
	⑤終末期の病態生理	
	⑥終末期患者の心理	
	⑦ホスピス	
	⑧植物人間	
3）死の看護	①終末期患者のニードとそのケア（身体的・精神的・社会的・宗教的ニード）	
	②終末期患者をもつ家族の心理とその家族への援助	
	③予後の告知の是非について	
	④危篤時の看護	
	⑤死後の処置（文化・社会的背景による差を含む）	

2. ターミナルケア

ターミナルケアの基本理念は、「もはや治癒の望みがまったくなく、死が迫っている患者の個別性と家族とのつながりを尊重した全人的アプローチによって、適切に死に直面（to die well）できるよう人々に援助すること」（岡安，1992）である。がんのターミナルケアに関する一般的考え方について図10-1に示す。

ターミナルケアの要素

またターミナルケアの主たる要素として以下の4つが挙げられている（柏木，1989）。

(1) 症状のコントロール
　①身体症状のコントロール
　　a．痛みのコントロール
　　b．痛み以外の不快な症状のコントロール
　②精神症状のコントロール

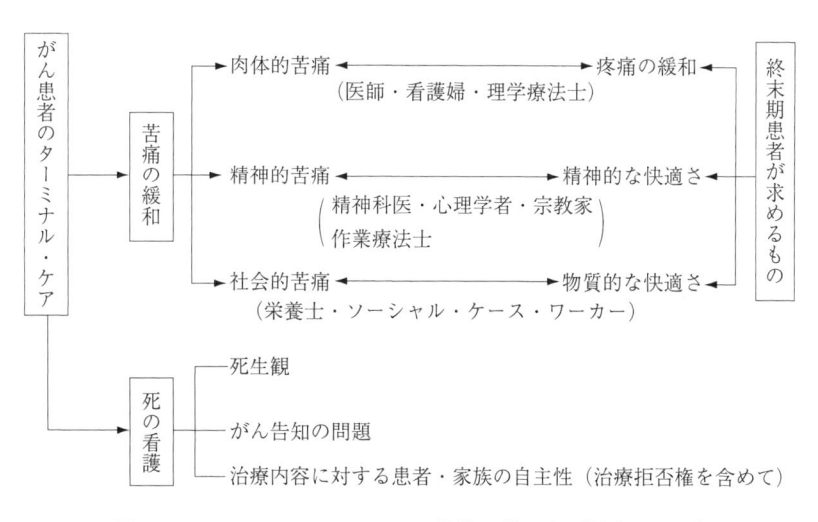

```
                          ┌─肉体的苦痛─────────疼痛の緩和─┐
                          │　　（医師・看護婦・理学療法士）　　　│
がん患者の   ┌苦痛の┐    │                                    │ 終末期
ターミナル──┤      ├───┼─精神的苦痛─────────精神的な快適さ─┤ 患者が
・ケア       └緩和 ┘    │　（精神科医・心理学者・宗教家　　）│ 求める
                          │　 作業療法士                        │ もの
                          └─社会的苦痛─────────物質的な快適さ─┘
                              （栄養士・ソーシャル・ケース・ワーカー）
             ┌死の┐    ┌─死生観
             ┤    ├────┼─がん告知の問題
             └看護┘    └─治療内容に対する患者・家族の自主性（治療拒否権を含めて）
```

図10-1　ターミナル・ケアの一般的な考え方（松山，1985）

③社会的問題へのアプローチ
　　④宗教的アプローチ
（2）コミュニケーション
　　①患者と家族とのコミュニケーション
　　②患者とスタッフとのコミュニケーション
　　③家族とスタッフとのコミュニケーション
（3）家族のケア
（4）チーム・アプローチ（各職種の役割）

　つまり、ターミナルケアとは「症状のコントロールを重視し、患者とのコミュニケーションを十分にとり、家族の支えを含めたケアをチームで行っていくというはたらき」（柏木, 1989）であり、患者のQOLを高めることを目的としている。

ターミナルケアとホスピスケア・緩和ケア

ホスピスケア　　ホスピスケア（あるいは継続ケア）は末期患者のみのケアに限定されず、対象がやや広い。ホスピスケアには①症状コントロール、②リハビリテーション、③ケアの継続、④ターミナルケアの4要素が含まれている。つまりホスピスケアのほうがターミナルケアより広い概念であり、ターミナルケアはホスピスケアの一部の機能を示す言葉と考えられている。しかし、実際上この両ケアはかなり混同されて用いられることが多く、注意を要する。

　また両者とも、言葉上の問題（一般の偏見や違和感など）があるため、最近では緩和ケア（palliative care）という用

緩和ケア　　語が用いられることもある。

3. 末期患者の心理

死への恐怖

デーケン　私たちはなぜ死を恐れ、避けようとするのだろうか？　デーケン（1986）は死への恐怖・不安を以下の9タイプに分けて説明している。

　①苦痛への恐怖
　　身体的苦痛・精神的苦痛・社会的苦痛・霊的苦痛
　　→全体的苦痛（total pain）
　②孤独への恐怖
　③不愉快な体験への恐怖（尊厳を失うことへの恐れ）
　④家族や社会の負担になることへの恐れ
　⑤未知なるものを前にしての不安
　⑥人生に対する不安と結びついた死への不安
　⑦人生を不完全なまま終えることへの不安
　⑧自己の消滅への不安
　⑨死後の審判や罰に対する不安

恐怖の緩和　このような死への恐怖を完全にぬぐい去ることは困難であるが、その恐怖を緩和し、それに直面し、前向きに生きることは可能である。

死に臨む患者の心理プロセス

キューブラー・ロス　もっともよく知られているのがキューブラー・ロス（Kubler-Ross, E., 1969）の説である。彼女は『死ぬ瞬間―死にゆく人々との対話―』で末期患者200名以上にインタビューし、表10-2のような5段階とすべての段階に共通な**希望**　「希望」とを見いだした。これらの各段階は継続期間もさまざまで、順序が変わることも同時に現れることもある。また国民性によっても異なると考えられる。

表10-2 死にゆく心理プロセス（キューブラー・ロス，1969）

1	否認 （denial）	悲しい事実を直視できない段階 「いや、私のことじゃない。そんなことがあるはずはない。」
	隔離 （isolation）	健康と病、死と不死がまるで双子の兄弟みたいに並んでいるかのように話す 死を直視しながらも、まだ生への望みを持ち続けている段階
2	怒り（anger）	自分以外の人間や神に対して怒りを覚える段階。怒り、激情、妬み、憤慨 「どうして（あの人じゃなく）私なのか」 「どうして自分がこんな目にあわなければならないのか」 見当違いにあらゆる方向に向けられ、あたりかまわず周囲に投射
3	取り引き （bargaining）	避けられない結果を先に延ばすべく何とか交渉しようとする段階 「うまくお願いしてみたら、少しは便宜をはかってくださらないか」 例：少しでも命を延ばしてもらえるなら、人生を神に捧げる
4	抑うつ （depression）	大きな喪失感、失意・絶望の段階 反応性抑うつ：何らかの喪失による反応としての抑うつ、患者一般の心理 準備性抑うつ：この世との永遠の別れのために心の準備をしなければならないという深い苦悩
5	受容 （acceptance）	自分の死を受け入れる段階 「長い旅路の前の最後の休息」が訪れたような感じ ある程度の期待をもって、最後の時が近づくのを静観するようにする 次第に長い間眠っていたいと思うようになる
	希望（hope）	各段階を通して、ずっと存在し続けるもの どんなに現実を認め、受け入れることができる人でも、新しい治療方法などが発見される可能性をあきらめていない

（isolationを「孤立」としている書物が多いが、防衛メカニズムの1つとして「隔離（あるいは分離）」と訳すほうが適切である。）

受容
あきらめ

　　　　柏木（1980）は、自分の病名、病状、予後などについてよく質問する患者とあまり質問しない患者の2タイプがあるとして、おのおの患者自身の性格・考え方や看護者・家族などの対応によって、「受容」（死を受け入れるという積極性、温かさ、人間的連続性、心の"澄み"）と、「あきらめ」（絶望的な放棄、消極性、冷たさ、人間的非連続性、心の"濁り"）に分かれるとした（図10-2）。

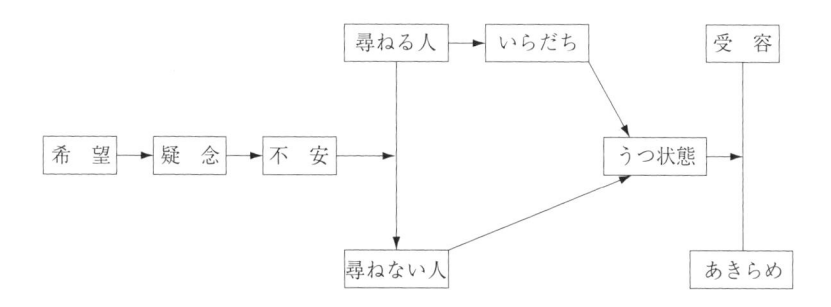

図10-2 死にゆく患者の心理プロセス（柏木，1980）

末期患者の心理的特徴

また、デーケン（1986）は末期患者の心理的特徴として、①精神的打撃と麻痺状態、②否認、③パニック、④怒りと不当感、⑤敵意と恨み、⑥罪意識、⑦空想形成、幻想、⑧孤独感と抑うつ、⑨精神的混乱と無関心、⑩あきらめ－受容、⑪新しい希望－ユーモアと笑いの再発見、⑫立ち直りの段階－新しいアイデンティティの確立、を挙げている。

4. ターミナルケアにおける人間関係

ターミナルケアの人間関係といっても、患者の状態を除けば、基本的には一般の医療における人間関係と同じである。つまり、主として、①患者－看護者関係、②家族－看護者関係、③医療スタッフ間関係、の3つが考えられる。この節では、このなかでもとくに重要と考えられる患者－看護者関係に焦点を当て、他の2つは他の章にゆずりたい。

患者－看護者関係

看護の立場からすれば、この人間関係において中心となるのは、患者をいかに理解し、患者を援助するためどのように接していくか、ということである。そのための最適な方法の

クライエント中心療法	1つとしてカウンセリング技法が挙げられる。その技法は多数あるが、看護者が患者理解・援助のため用いるカウンセリング技法としては、クライエント中心療法がもっとも有効だろう。
	クライエント（来談者）中心療法の創始者ロジャーズ（Rogers, C. R.）は従来の診断による治療方針に基づいた治療者の能動的・指示的態度による患者への働きかけを批判し、
成長への動機づけ	クライエント（あるいは患者）に内在する成長への動機づけを全面的に信頼し、これを非指示的態度・技法で解放することこそもっとも効果的な方法である、と主張した。
	ロジャーズは治療過程が起こるための必要不可欠条件として6条件を挙げているが、そのうち治療者側の姿勢・態度として重要なのは以下の4点である（村瀬，1967参照）。
	①治療者は2人の関係のなかで、統合された真実の状態であること。
	これはジェンドリンによって以下のように説明されている。「治療者は2人の関係において、刻々現在、豊かに体験され実感されている自己の感情の流れ（体験過程）に十分即し、その流れの含蓄を反映する言語表現を行う状態にあること。」
感情の流れ 言語化	つまり、治療者は刻々と流れている自己の感情の流れに直接目を向け、そこに含まれている意味を汲みとり、言語化しなければならないことを意味している。治療者の言葉はその瞬間瞬間の実感がこもっていることが必要であり、そうでなければクライエントの心に生きた言葉として響かないのである。
積極肯定的関心	②積極肯定的な関心、もしくは尊重。
	これは、治療者が来談者に温かい気持ち、同情と尊敬を示し、相手を受け容れ、相手を好きになることを示している。それまでロジャーズは受容（acceptance）という用語を用

いてきたが、曖昧で誤解が多いとして、このような表現に改めている。

無条件性　　③他者尊重の無条件性。

つまり、条件つき、ひもつきの行為ではなく、あなたがどうあろうと、人間としてのあなたそのものを大事に思い、あなたに心を配ることである。

④共感的（感情移入的）理解。

共感　　共感（empathy）とは、「他人の感情をあたかもその人が感じているかのように感じ、あるいはその原因についても、あたかもその人が考えているように感じとること」である。

この4条件はカウンセラーの姿勢・態度として必要な条件であり、また同時に看護者が患者に接するときの必要条件でもある。これらの条件をすべて満たすことは非常に難しいことではあるが、看護者はこの目標を常に念頭に置き、絶えず自身をチェックしながら患者と接するべきである。

さらに実際の患者－看護者関係において、看護者が留意すべきいくつかの点について述べてみたい。

患者と一緒に居る時間をできるだけ作ること

時間の共有　　人間関係を形成するうえでの大前提は、互いの時間を共有するということである。一緒に居て何らかの交流が行われないかぎり人間関係は成立しない。いろいろ他の仕事があり忙しくて時間がないという理由は、患者には受け入れがたいことだろう。

患者の心のケアを考える以上、毎日できるだけ定期的にゆっくり話を聞ける時間をつくるべきである。そして、患者のそばに座って、「あなたと一緒に居たい。ゆっくりあなたの話を聞きたい」という意思を患者に伝えることが必要である。

患者と一定の適切な心理的距離を保つこと

心理的距離　　人間関係において難しいのは、相手との心理的距離をどの程度に保つかということである。あまり距離が遠すぎると、関係が表面的でよそよそしくなり、相手も心の内を吐露しない。逆にあまり近すぎると、両者が一心同体のような関係となり、共倒れしかねない。また相手の問題と自分の問題の区別がつかなくなる。そこで、看護者はまず自分の日常生活での人間関係における心理的距離について知ることが大切である。それは普段あまり意識されないが、自己の友人関係、職場の人間関係を思い起こし分析すれば、大体はつかめるはずである。

自分の心理的距離を知ること

　ターミナルケアにおいて、この心理的距離はさらに重要かつ困難な課題となってくる。看護者自身、死と向かい合うことを避ける気持ちがあれば、どうしても心理的距離が遠くなり、自然と足も遠のき、患者も自分の気持ちを話さなくなる。

　また同情などの気持ちが強くなり、心理的距離が近すぎると、患者の話を治療者の立場として聞けなくなってしまう。さらに、人間関係が進むにつれ当然心理的距離も少しずつ変化するが、治療上はある程度安定した心理的距離であることが望ましい。看護者の心理的距離が大きく変化したり、不安定であった場合、患者に過度の不安を与えることになり、両者の関係上良くないケースが多い。

心理的距離のチェック・調整

　そのため、看護者は患者との心理的距離を絶えずチェックし、調整する必要がある。しかし、このことについて自分ではなかなか気づかない場合が多いので、カンファレンスなどで他のスタッフからチェックしてもらい、アドバイスを受けることが大切である。

目の前に居る患者を、あるがまま受け入れること

治療においてはさまざまな検査などにより、1人の患者に対して多くの診断・検査結果が出てくる。それらのデータは治療上重要なものではあるが、患者を理解するうえではむしろ妨害的要因になる可能性がある。それらのデータを既存の知識と結びつけ、患者をパターン化し、レッテルを貼ってしまう危険性があるからである。つまり患者のパターン化、レッテル貼りをしてしまうと、その時点で患者をすべて理解したような錯覚に陥り、それ以降目の前に居る患者そのものをみようとしなくなる。

ロジャーズの4条件のように、患者の感情は刻々と変化するものであり、いま何を考え、どう感じているかは、いま目の前に居る人（看護者）にしかわからないのである。一般理論やそれまでのデータでは表せない、患者そのものの全存在が、いま目の前にあるわけである。それを看護者自身の心（感情）と身体全体で感じ取ることが大切である。

患者をパターン化・レッテル貼りする危険性

患者の今の感情

看護者自身の自己理解と自己ケア

私たちは人間関係で一番に考えるのは、相手をどう理解し相手とどううまくつきあえるかということである。しかし、人間関係でもっとも重要なのは、相手そのものではなく、相手を理解しうまくつきあおうとしている自分自身なのである。私たちは自分の目を通してしか、相手を理解できない。もし自分の目が曇っていたり、ゆがんでいたら相手は正しく理解できない。まず自分自身の目の曇り、ゆがみに自分自身気づかなければならない。そしてその曇りやゆがみをできるだけ直すよう努力すると同時に、相手の理解に自分の目の偏りが加わっていることを認識し修正する必要がある。この自己分析・自己理解による人間関係の修正は、非常に困難な作業で

自己分析・自己理解

はあるが、治療的な人間関係を結ぶ場合、不可欠なものである。

そして、このような自己理解を含めた人間関係を通して患者をあるがまま受け入れることは、看護者自身非常なエネルギーを必要とする。とくにターミナルケアにおいては、患者および家族らにより多くのエネルギーが注がれるだろう。しかもこちらの努力がなかなか結果として現れないことのほうが多いかもしれない。しかし自己のコントロール、ストレス・マネジメント能力が、そのまま直接的に患者との人間関係に反映されるのである。

自己コントロール

看護者は、まず自分自身の身体的健康や心理的安定をいかに維持するか、自分なりの方法を身につけておくべきである。

ターミナルケアにおける人間関係

ターミナルケアにおいては、インフォームド・コンセント（病名告知を含めて）など非常に難しい問題を含んでいるが、人間関係からいえば、一般の患者－看護者関係と基本的には同じと考えたほうがよいと思われる。患者も看護者も死に向かっているという確かな現実を直視しなければならないだけに、よりその現実に押しつぶされてしまいがちである。それゆえ、むしろ逆にいかにあえて一般的な人間関係をどこまで保てるかということが大切になってくる。死という厳しい現実と向かい合いながらも、平常心で末期患者とコミュニケーションをとることの難しさ、重要性を考えるべきだろう。

平常心でのコミュニケーション

そのためには看護者自身の強固な自我の確立が必要である。それはターミナルケアの看護者は最初からそのような自我を確立していなければならないということではなく、患者とのコミュニケーションを通じて、患者とともに看護者自身も自己成長を遂げることによって徐々に形成されていくものと考

看護者の自我の確立

看護者自身の成長

えたほうがよい。つまり死に臨む患者を前にして自己の未熟さを嘆くより、患者のそばで患者の声に必死に耳を傾けることによって看護者自身も成長するのである。

　ターミナルケアにおける看護者は死の現実から目を背けず、患者とともにあくまで患者の気持ち、感情、人間性を尊重しながら、患者のペースに合わせともに歩むことが大切である。そして死（すなわち生）の重さを十分認識したうえで、あえてそれを普通に、平常心で扱える自我の強さを持つよう努力すべきである。

【引用文献】

永六輔　1994　大往生　岩波書店

デーケン，A　1986　死への準備教育第1巻　死を教える　メジカルフレンド社

柏木哲夫　1980　臨死患者ケアの理論と実際　死にゆく患者の看護　日本総研出版

柏木哲夫　1989　ターミナルケアの4つの要素　日野原重明（編）ターミナルケア医学　医学書院

Kubler-Ross, E.　1969　*On Death and Dying*. Macmillan Company.（キューブラー・ロス　鈴木晶訳　1998　死ぬ瞬間―死とその過程について　読売新聞社）

松山智治　1985　癌のターミナル・ケアの現状と展望　厚生省健康政策局医事課　生命と倫理について考える　生命と倫理に関する懇談報告　医学書院

村瀬孝雄　1967　クライエント中心療法　水島恵一・村瀬孝雄編　臨床心理学講座第3巻　心理療法　誠信書房

岡安大仁　1992　ターミナルケアからみた現代医療の歪み　植村研一ほか編　死の臨床から生の臨床へ　金原出版

11 遺族ケアと援助者の関係

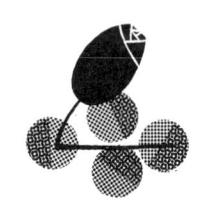

1. 遺される家族に必要な援助

死別と遺される者の多様性

家族の誰かと死別をして遺された者は「遺族」とよばれる。

遺族

しかし、ひと口に遺族といっても、亡くなった人や遺された人の年齢や性別、家族のなかで果たしていた役割や生前の家族関係、死別の原因（病死か事故死かあるいは災害や犯罪の被害者か）、別れ方（長期の療養や介護を経た後か突然の出来事か）などによって、遺され方もその心理もさまざまである。

死別

遺され方と心理

また、病気の種類、事故の起こり方、その後の周囲の対応、家族の社会文化的な背景や経済的な状態によっても、遺され方が多様となる。さらに、家族の一人ひとりの心理的な特性やその絡み合い、それぞれの人にとっての死別の過程とその意味などによっても、遺族の心理は異なってくる。

したがって、「遺族」ということばでひとくくりにすること自体が実情にそぐわない場合も多い。死別によって遺された家族の成員一人ひとりが個別に理解しケアされることが必要であり、本来、遺族ケアはそれぞれが1回かぎりの千差万

遺族ケア

別な営みのはずである。

　本章では、遺族の悲嘆や悲哀の特徴、癒しや回復への一般的な過程などについて言及するが、それは、遺族ケアのためのマニュアルの提供を目的としているのではない。むしろ、ケアの方策を探るためのひとつの地図として位置づけ、具体的なケアの手がかりとして活用していただけると幸いである。

遺族が必要とする援助の多様性と個別性

急な死別　　　たとえば、一家の経済的な担い手であった父親が急死した場合、遺された子どもが成人していなければ、家族はすぐさま生活の糧を得るための心配をしなければならない。母親にとっては、肝心な相談相手を失ったことに気づくことになる。葬式の準備をするにも誰かに相談に行くにも、幼児を抱えていればその子の面倒をみてくれる人が必要になる。亡くなったのが主婦であれば、その日から家事や育児の担い手が必要になる。

日常生活上の要求

　これらは、日常生活の上で援助が必要になる例であるが、強い愛情や愛着を抱いている人を喪失した場合、激しい悲嘆や悲哀が生じてそれへの援助が重要となることも多い。

長期の看取り　　一方、慢性疾患や難病による長期の療養の末の死別であれば問題が少ないというわけでもない。家族によっては、介護と看取りにともなうさまざまな身体的・精神的・社会的・経済的な負担や葛藤を繰り返して疲れ切っていたり、親戚や家族との関係に亀裂が生じていることもある。そして、病人の苦しみや直接世話をする人の苦痛を感知したとき、善意の家族同士であるからこそ、お互いにさまざまな防衛機制が働いて問題を複雑にしてしまうことも多い（木村，1998）。

防衛機制

子どもとの死別　また、一般に、子どもを失った親の場合には悲しみや怒りや絶望の他、とくに罪悪感や自責の念が強いとされており、

罪悪感 自責の念	事故死の場合などは後追い自殺の危険性もある。また、子どもとの死別にかぎらず、現実を否認していつまでも死という事実を認めなかったり、誰か他の人に対して不当な怒りや恨みを抱き続けることもある。
自我防衛	人は、自分自身の自我の痛みを避け自分の身を守るために、無意識的・自動的に自我防衛の機制を作動させている。大切な人との死別は、存在そのものが大きく揺さぶられ、かつきわめて苦痛が強い状況であり、個人的にも集団的にもさまざまな防衛機制を働かせる。そのため、本人たち自身にも理解し難いような思いもかけない感情や行動が起こりやすい。また、それらの絡み合いによって、状況がますます複雑になり専門家でさえ理解に苦しむような状態が生ずることもある。
健全で通常の反応	そして、重要なことは、それらのさまざまな反応が、自己を守り集団の崩壊を免れるための人間の健全な反応であるという点である。とくに、援助者の留意点としては、そうした一見不可思議な反応が、通常にみられる正常な反応であり、悲しみや苦しみのために自分や大事な家族の人びとが異常をきたしたのではないことを、遺族自身に理解できるように伝えることである（木村, 1989, 1998, 1999）。
飛行機事故 大災害	ところで、飛行機事故や大災害などでは、一度に多くの人びとが、しかも突然に家族を失うことになる。遺族同士がお互いに支え合えるという側面もあるが、同じ災害の被害者であっても、被害がまったく同じというわけではない。たとえば遺体が見つかった人とまったく不明というような差異、それらの損傷の程度の違い、あるいは亡くなった人や遺された人の身分や職業、家族関係などによって救援者の数や対処の質に差がでるなど、ただでさえ傷ましい事故のうえに追い打ちをかけるような傷つきが生ずることもある。

　1980年代後半に起こったある飛行機事故では、航空会社が

各家族ごとにお世話の係をつけたそうである（野田，1992）。
心のケア 直接的な心のケアだけでなく、それぞれの遺族の個別で多様なニーズに対応する援助のあり方は、いろいろ工夫される必要があろう。そして、それらの一つひとつが結果的に心のケアの成否につながっているのである。

遺族ケアの社会的システムの必要性

以上に、遺された者が心身ともに危機に瀕している場合が多いことをみてきた。現代の日本においては核家族が多く、親戚や友人・知人も離れて住んでおり、しかもそれぞれがきわめて多忙であり、かつてのように親類縁者が遺族の多様なニーズを支えることはあまり期待できない。

遺族の多様なニーズ

心理的な困難 一方で、遺族は、日常生活上の心身・社会的な援助はもちろん、心理的な問題がからんだ困難に対しては、専門的な技術を用いたサービスも必要としている。また、突然の事故による死別や特別に愛着の深い人との別れ、あるいは、身寄りがないとか、親戚が遠くから駆けつけるのに時間がかかるなどの理由から、すぐに付き添ってくれる人を必要としている

付き添ってくれる人 場合もある。誰かが側にいるだけで、たとえその人が何もできないにしても、多大な助けになることもある。むしろ、何も言わず何もしないで、いるかいないか定かではないような静かなありようで付き添ってくれる人の存在が貴重であり、そのことが、悲嘆の過程において有効であったことがのちに判明する場合も、案外多いのである。

21世紀に向かって、遺族の個々のメンバーの多様なニーズを汲み取りそれぞれの身体的・心理的・物理的ニーズに多少ともこたえることのできる公的・私的な社会的システムを模索し作り上げていくことも急務であろう。

2. 遺された者の心理、その過程

悲嘆・悲哀とその過程

「悲嘆」と「悲哀」は同義語として用いられる場合も多いが、区別する際には、喪失時とその直後に体験される感情を中心とする心身の反応を「悲嘆（grief）」、喪失後に比較的長期におよぶ喪の心理過程を「悲哀（mourning）」とよんでいる。

対象喪失とその反応に関する古典的な研究としては、フロイト（Freud, S., 1917）の「悲哀とメランコリー」という論文がある。フロイトは、対象喪失によってたどらなければならない心理過程を「悲哀の作業（mourning work）」とよんだ。そして、悲哀とメランコリーのちがいについては、死別後の通常の「悲哀」では、悲しみを引きおこしている喪失の対象がはっきり意識されているが、「メランコリー」では、何らかの意識されていない対象が喪失されている。また、前者では、外の世界が貧弱で空虚になるのに対して、後者では、自我それ自体が貧弱で空虚になると述べている。

近年「グリーフワーク（grief work，悲嘆の仕事）」という用語が用いられるが、元来はリンデマン（Lindemann, E., 1944）の造語である。彼は、ニューヨーク市のナイトクラブで大火災が起こった際、遺族100余名の反応を調査して、直後の悲嘆反応や悲嘆の過程を明らかにした。なお、対象喪失と悲哀の心理過程一般については、本シリーズ第2巻10章にも簡潔にわかりやすく述べられている（小笠原，1997）。

「悲哀の作業」にしろ「悲嘆の仕事」にしろ、どちらも、死別の後に、対象喪失という出来事を、自分の心の中に納め落ち着かせていく過程である。すなわち、喪失にともなう数々の心理的・身体的苦痛を乗り越え、現実を受け容れることや、その出来事の意味を見いだすなどである。その結果として、

悲嘆（grief）
悲哀（mourning）
悲哀とメランコリー
悲哀の作業（mourning work）

グリーフワーク（grief work，悲嘆の仕事）

対象喪失

悲痛な感情を伴わずに故人を思い起こすことができる、あるいは、自分のつらい経験を他者のために生かそうとすることが可能になる。そして、それらの作業は、長い月日を要する一連の過程である。

通常の悲嘆の現れ方

グリーフカウンセリング
グリーフセラピー

グリーフカウンセリングやグリーフセラピーの重要性を説くウォーデン（Worden, J. W., 1991）は、通常の（病的でない）悲嘆の現れ方を、(1)感情、(2)身体的感覚、(3)認識、(4)行動の4つの側面に分けて概説している。それらを表11-1にまとめて示そう。

すなわち、(1)の感情では、悲しみ、怒り、罪悪感、疲労感、感情鈍麻など12種類を挙げている。そのなかの「怒り」の原因には2つの側面があり、死をくい止められなかったという挫折感からと、私を1人にしないでという退行的な経験からくるものとがある。また、死別によって安堵感を抱くと罪悪感をともないがちであるという。(2)の身体感覚のなかで、離人感は「私は道を歩いていても、自分自身を含めて何もリアルに感じられない」という状態である。(3)の認識においては、

表11-1　通常の悲嘆の現れ方（Worden, J. W., 1991）

1．感情	悲しみ、怒り、罪悪感と自責、不安、孤独感、疲労感、無力感、衝撃、思慕、解放感、安堵感、感情鈍麻
2．身体的感覚	腹部の空腹感、胸部の圧迫感、喉の緊張感、音への過敏、離人感、息切れ、筋肉の衰退、体に力が入らない、口の渇き
3．認識	信じない、混乱、気をとられている状態、実在感、幻覚
4．行動	睡眠障害、食欲がない、ぼんやりした行動、社会的引きこもり、故人の夢、故人を思い出させるものの回避、探索と叫び、ため息、落ち着きのない過剰行動、泣くこと、故人を思い出す場所の訪問や品物の携帯、故人の持ち物を大切にする

故人の実在感	5種類の認識パターンを挙げている。実在感というのは、亡くなった人が、今、どこかで生きているように思うことである。
幻覚	視覚的・聴覚的幻覚は、喪失後2～3週間以内の遺族にときどきみられる一過性のもので、これが困難で複雑な悲哀経験の前兆にはならないことに言及している。そして、(4)の
探索と叫び	行動としては、12の特徴を列挙している。探索と叫びというのは、現実の生活のなかで、知らず知らずに故人を探しその名前をよぶという反応である。そして、これらの反応がいずれも、通常の悲嘆の反応であって、病的ではなく正常であることを強調している。
死への準備教育 12段階の悲嘆の プロセス	死への準備教育を説くデーケン（Deeken, A., 1996）は、悲嘆のプロセスを次のような12段階に分けている。すなわち、①精神的打撃と麻痺状態、②否認、③パニック、④怒りと不当感、⑤敵意とうらみ、⑥罪意識、⑦空想形成、幻想、⑧孤独感と抑うつ、⑨精神的混乱と無関心、⑩あきらめ－受容、⑪新しい希望－ユーモアと笑いの再発見、⑫立ち直りの段階－新しいアイデンティティの誕生、である。

解決の必要な4つの課題

悲哀の4つの課題	さきのウォーデンは、人が喪失を経験したとき、悲哀の作業が必要であり、悲哀のプロセスが完了するためには、表11－2のような4つの基本的な課題があると述べている。

　そして、故人を苦痛なく思い出せるようになり、また、他の人からの慰めを心からの感謝をもって受け容れられるようになれば、悲哀のプロセスを終えた指標であるといわれる。

表11-2 悲哀の4つの課題（Worden, J. W., 1991）

課題Ⅰ	喪失の事実を受け容れる
	その人が逝ってしまい、戻ってくることはないという事実に直面すること。喪失という現実を受け入れるには時間が必要。突然死であってしかも死者の遺体を見ることができないとき、遺族は非現実感に苦しむ。
課題Ⅱ	悲嘆の苦痛をのりこえる
	喪失にともなう悲嘆の苦痛は避けて通り抜けることは難しく、原則として嘆き悲しむ必要がある。感情を表出できるような援助が望ましい。ボウルビィ（Bowlby, J.）も意識できる悲嘆を避ける人は、遅かれ早かれ抑うつの形で悲嘆を表すことになると述べている。
課題Ⅲ	故人のいない環境に適応する
	亡くなった人が担っていた役割を家族の誰かが肩代わりするだけでもたいへんであるが、加えて故人に対して自分がとっていた役割の喪失にも適応しなければならない。また、基本的な人生観や信念の問い直しを迫られる。
課題Ⅳ	死者を心の中に情緒的に再配置し、生活をつづける
	援助者は、遺族が故人との関係をあきらめることを手伝うのではなく、遺された人の情緒的な生活の中に死者のための適切な場所を見つけて、それによってしっかりと生きていけるようにすることを手伝う必要がある。 そして、故人を苦痛なく思い出せるようになったとき、つまり以前のように悲惨な感じにならずに思い出せるようになったとき、悲嘆反応が一応完了したとみられる。また、他の人からの慰めを心から感謝をもって受け止められるようになれば、悲哀のプロセスを終えた指標であるともいわれる。

3. 遺族のケア

ケアの担い手

遺族のケアを有効に行うには、誰が何をすればよいのだろうか。

家族の支え合い　通常は、第一に、遺族は家族メンバー同士で支え合う。それは、同じ人を失った悲しみを共有しており、その他の面でも同じ運命共同体に属しているので、有効な援助を期待できる。しかし、家族であるためにかえって葛藤が多く困難な側

面も付随している。

友人などの援助　第二には、大なり小なり、友人・知人、職場や近隣社会の援助を受けることが多い。この場合、それぞれの人が自分の経験のなかで身につけた常識にそって遺族の面倒をみる。その人が遺族になった経験があれば、親身な世話も可能である。

専門家の遺族ケア　第三には、訓練を受けた医師・看護婦・ソーシャルワーカー・心理カウンセラーなどが専門家として行う遺族ケアがある。とくに悲嘆や悲哀の問題に焦点が当てられる場合、グリーフケア、グリーフカウンセリング、グリーフセラピーなどとよばれ、それぞれが区別されることもある。

ボランティアの遺族ケア　第四には、専門家によって訓練され指導されているボランティアによる遺族ケアもあるし、第五には、遺族同士の自助グループによるケアもある。

遺族同士の自助グループ　近年、注目されているので、第五の場合についてもう少し詳しく述べると、遺族のケアの強力な担い手は、実は遺族であるという側面である。大切な人を亡くして悲嘆にくれた経験のある人が、やがて他の遺族のためにケアをしようとするものであり、この場合、経験が生かされて親身で行き届いたケアが提供されることも多い。そして、それがケア提供者自身の悲嘆からの回復の証でもあり、また、回復を促進する結果にもなることが知られている。ただし、一般に、死別後1年を経るまでは他の遺族へのケア提供者にはならないほうがよいといわれている。悲嘆の仕事は、少なくとも1年の歳月を要すると考えられているからである。

ケアの提供

そして、忘れてはならないことが、遺族ケアの提供者自身が、同僚や専門家に援助される必要があるという点である。

死の連想と回避　生物としての人間は、死や死を連想させることを本能的に避

ける習性をもっており、遺族ケアを行うには、その本能に逆らわなければならない。また、誰でもが、自分の死や自分の家族との死別を怖れており、遺族の経験に接することによって、援助者自身が揺り動かされる。それらの傾向を客観的に自覚しながら、本能に逆らって仕事をするには、援助者自身へのケアが必要とされる。

**援助者自身への
ケア**

さらに、ケア提供者自身の過去の喪失体験や悲嘆反応の特徴、回復の程度などを吟味しておく必要もある。すなわち、「遺された人とかかわることで、私たち自身の喪失体験を、時には痛々しいまでに思い出させられることがある。このことは、遺族の経験した喪失感が、私たち各自が人生で味わってきているものと似通っている場合には、とくに言える」(Worden, 1991) からである。また、自分自身の悲嘆の体験を吟味しておくことによって、2つの利点が生ずる。まず、有効な悲哀の過程がどのように起こるのかを自分という事例を通して体験的に理解することができる。また、悲嘆に暮れている人にどのように接する必要があり、してはならないことやしたほうが良いことを実感として把握しておくことができる。

**自分の悲嘆体験
の吟味**

本章に具体的な遺族ケアの詳細を述べる余裕はないが、一般的にいって、してはならないことは、以下の言動であるとされている。不幸の程度を比較すること、それによって慰めようとすること、気休めをいうこと、頑張ってという言葉、単なる励ましの言葉、死別が生じた原因がその人のせいであるかのような連想を起こさせる言葉や振る舞い、あなたの悲しみがわかるという安易な言葉や態度、案外元気そうじゃない、もっと〜かと思ったというような言葉などであり、他にも挙げれば切りがない。しかし、肝心なのは言葉や態度の問題だけではなく、相手との関係のあり方そのものである。ま

遺族ケアの禁句

非言語的な表現	た、語調や非言語的な表現に反映されるその人の気持ちによって、遺族は傷ついたり支えられたりする。たとえば、災害によって子どもを亡くし、どのような言葉にも傷つき、同年齢の子どもをみるだけでも悲しみと不当感と怒りにさいなまれていた母親が、道ですれ違う近所の人がただ黙って頭を下
同情と思いやり	げてくれることのなかに深い同情と思いやりを見いだし慰められていたという事実もある。遺族ケアでは、それぞれの人に対して、援助者がどれだけ深い思いをかけ、それを相手の負担にならないように伝えられるかが問われる。そして、どんなに気をつけていても、遺族が傷ついてしまうことも多い。相手を傷つけた痛みに耐え続けてケアを提供することも、援助者の重要な役目であろう。遺族ケアに常道などはない。
傾聴 やさしく包む	また、遺族が繰り返し語る嘆きに対し、辛抱強く丁寧に耳を傾け、やさしく包み、ときには現実に引き戻しながら付き合ってくれる援助者の存在も重要である。とにかく、援助は、遺族の状態やニーズによって、さまざまな職域の専門家や訓練されたボランティア、まったくの素人など、いろいろな形があり多様に備えられているのがよいであろう。

悲嘆の場の提供

　死別の悲しみは、一般に、何らかの形で表出されることによって癒されると考えられている。以下の①〜⑥に列挙するような理由によって悲嘆が妨げられる場合、悲嘆を必要以上に長引かせ複雑にするとされる（Worden, 1991）。

悲嘆の妨げ

故人との関係
　①故人との関係がアンビバレントであった場合、悲嘆が抑えられて、強い怒りや罪悪感、自責感に苦しむことが多い。また、故人とのあいだが過度な依存や共生関係であった場合には、病的なまでの無力感や見捨てられ感が起こりやすい。
　②故人の死がその人にとって不確かな場合、遺族は、死を

事実として受け容れがたい。すなわち、戦争や大地震、火災や水死などで故人が行方不明のままであったり、遺体のほんの一部しか発見されなかった場合などである。

行方不明

ある飛行機事故の際、遺体の惨状が目にあまるという事態が起こった。救援に参加した看護婦が、段ボールと包帯で、部分遺体がそれぞれの該当する部位に納まるように遺体の全体像を作って、遺族との対面を可能にしたとのことである。これは、看護婦が機転を働かせて、きわめて重要な遺族ケアを行った例であろう（野田、1992）。

さらに、次の③から⑥のような場合も、悲嘆が難しく回復に手間取ることになりやすい。

過去の喪失・悲嘆体験

日頃の対処スタイル

公認されない死別

社会的孤立

③たとえば幼児期の母子分離などで複雑な喪失と悲嘆の経験をしたことのある人、④情緒的なストレスにさらされた場合に常に逃避によって対処する人、あるいは、強い人という自己像によって自分を支えてきた人、⑤自殺やエイズの罹患など、故人の死を社会的に知られたくない場合や、内縁関係、あるいは妊娠中絶など社会的に公認されない死別、⑥社会的な支援が得がたい場合やその人の対人関係能力の問題から孤立無援・孤独にさらされている場合などである（Worden, 1991）。こうした場合の援助の方法は、遺族ケアのシステムの構築をも含めて、まだまだ、今後の課題であろう。

いずれにしても、人が癒されるのは、人と人とのつながりにおいてである。亡くなった人の遺志を生かそう、自分の経験を他の遺族のために使おうというような、悲嘆の末に到達する心境もある。それらは、この世におけるあるいは生死を越えたつながりにもとづいている。どうしようもない悲嘆の苦痛とあがきの結果に開ける世界は、たいていの場合、以前とは少し異なる境地であり、そこには、何らかの意味で「つながり合ういのち」に接する新しい生き方が待っているであ

つながり合ういのち

ろう（木村，1994，1999）。

【引用文献】

デーケン, A. 1996 死とどう向き合うか NHKライブラリー

Freud, S. 1917 悲哀とメランコリー（加藤正明訳 1969 フロイト選集10 日本教文社）

木村登紀子 1989 "患者心理"を理解する（その2） シリーズ「医療従事者のための患者学」 病院, 48, (7), 638-641

木村登紀子 1994 繋がり合う"いのち"を 公開シンポジウム「人の終焉をいかに看取るか」 日本応用心理学会第61回大会発表論文集 p2

木村登紀子 1998 看取りの問題 詫摩武俊編 性格心理学ハンドブック 福村出版

木村登紀子 1999 医療・看護の心理学 川島書店

Lindemann, E. 1994 Symptomatology and management of acute-grief. *American Journal of Psychiatry*, 101, 141-148.

野田正彰 1992 喪の途上にて 岩波書店

Worden, J. W. 1991 *Grief Counseling and Grief Therapy: A Handbook for the Mental Health Practitioner*. 2nd ed. Springer Publishing.（鳴澤實監訳 1993 グリーフカウンセリング 川島書店）

【参考文献】

木村登紀子 1997 死にゆく患者への援助 岡堂哲雄編 患者の心理とケアの指針 金子書房

木村登紀子 1997 「死別による喪失体験」の理解とケア——"健やかな生"の視点による一考察—— 健康心理・教育学研究, 3, (1), 27-34

Macnab, F. 1989 *Life after Loss: Getting over Grief, Getting on with Life*. Millennium Books.（福原真知子ほか訳 1994 喪失の悲しみを越えて 川島書店）

小笠原昭彦 1997 対象喪失と悲哀の心理 岡堂哲雄編 患者の心理とケアの指針 金子書房

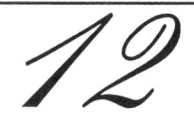

12 QOLを目指す人間関係

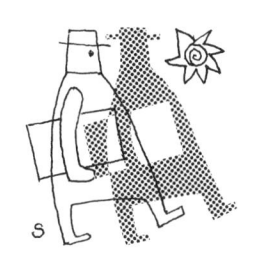

1. QOLとは何か

QOL概念の展開

　自らの人生や生活を可能なかぎり充実したものとして、一生を過ごしたいとする願いは、すべての人にとってもっとも根源的な要求である。一般に、QOL（クォリティ・オブ・ライフ；quality of life）とは、われわれの人生の満足度に焦点づけた「生活の質」あるいは「生命の質」を意味している。つまりQOLは、病気によって身体的にも、心理的にも、社会的にも円滑な生活が妨げられ、それによってその人が本来健康であれば得られるはずの生活満足感が損なわれることに対する反応を表す概念として、とらえられている。

　医療場面におけるQOLの重要性が認知されるようになったのは、1967年にソーンダース女史がロンドン聖クリストファ病院に末期がん患者のホスピス病棟を創設したことによるといわれている。それまで、多くの患者ががん施術後の化学療法、免疫療法、放射線療法などにともなう副作用によってさらなる苦痛と過酷な闘病生活を強いられてきたが、こうした治療に対する理不尽さと疑問が患者およびその家族や看護

残された時間　者たちから表明され、わずかの延命よりは残された時間を安楽かつ有意義に過ごすことのほうが患者にとって重要なのではないかという問いかけがなされたのである。

QOL の基本要素

　QOL の基礎となる要素は、スキッパー（Schipper）の4原則、すなわち、①日常生活上の作業能力、②心理的状態、③社会的、個人的な人間関係を保持する能力、④身体的快・不快の程度、に代表される。その他にも、QOL を「人間（患者）の人生を可能なかぎり広げることである」ととらえ、それは「よりよく生きるための条件がどれだけ整っているか」という「生活の質」と、「与えられた条件・可能性をいかによく生きているか」という「生命の質」によって成立しているとする考え方なども、提起されている。しかし、現時点では医療場面における QOL のとらえ方は、対象とする障害や人によって異なり、必ずしも明確な定義づけがなされてはいない。

生活の質
生命の質

　そのなかでも、図12-1 と図12-2 に示す上田（1992）の QOL モデルはその視点の広さにおいて示唆に富むものである。上田は、WHO（1980）のモデルを下敷きにして、「生」の構造を基盤とした障害構造と対応しながら、主観的 QOL

```
                      ┌─ ①生物レベルのQOL
                      │   （「生命の質」）
          ┌ 客観的QOL ─┼─ ②個人レベルのQOL
          │           │   （「生活の質」）
QOL ──────┤           └─ ③社会レベルのQOL
          │               （「人生の質」）
          └ 主観的QOL ── 実存レベルのQOL
                          （「体験としての人生の質」）
```

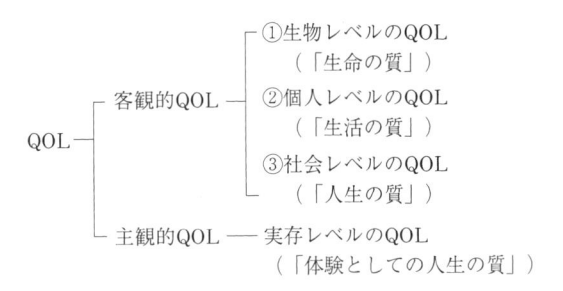

図12-1　QOL の構造

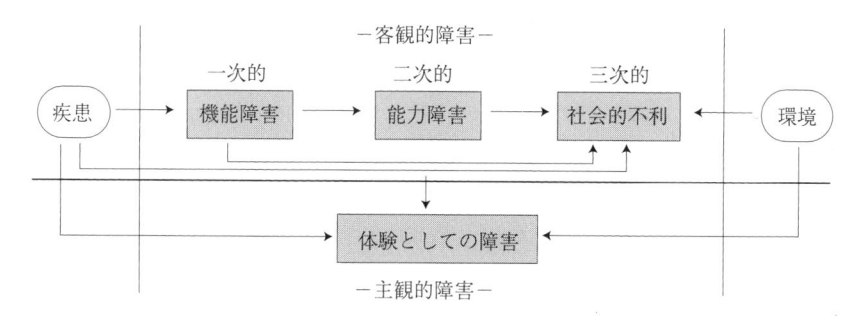

図12-2　障害（disablement）の構造

→は時間的継起関係ではなく因果関係である。これは絶対的規定関係ではなく、相互に相対的独立性がある。→は主な方向を示したもので、逆方向の影響もある。

主観的QOL　　と客観的QOLに大別している。まず、主観的QOLでは体験としての人生の質に関わっており、実存的なQOLを表している。次に、客観的QOLは機能・形態障害（impairment）に対応する「生命の質」、能力障害（disability）に対応する「生活の質」、社会的不利益（handicap）に対応する「人生の質」に分類されている。こうした考え方は、QOLが多次元的で相互連関的な意味を含んだ内容であることを示している。

客観的QOL

人生の質

主観的QOLと客観的QOL

　QOLを評価する際の問題点の1つは、「誰が、どのような視点から、どのように評価するのが適切なのか」ということである。一般に、QOLの評価は、主観的次元と客観的次元から行われる。前者は、①患者自身が自己の感情、肉体的健康度、社会経済的な豊かさ、家族内および対外的な人間関係や社会的適応などについてどう知覚し、受け入れているのか、という患者自身の満足度の評価であり、後者は、②医者・看護婦などの医療専門家が観察、医学的検査データなどの客観

QOLの評価

患者自身の満足度

的資料に基づいて患者の満足の様子を評価するものである。

しかし、上田（1992）が指摘しているように、客観的QOL評価に重要とされるADL（activity of daily living；日常生活動作。個人レベルのQOLと密接な関連がある）からわかる身体的自立度が仮に高い水準にあったとしても、その個人の疾患受容が不十分であれば、主観的QOLは必ずしも高いとはかぎらない。逆に、ホスピス施設の末期がん患者やリウマチ患者などのように、客観的QOLが低くとも疾患受容が良好であることによって、主観的QOLが高いというような「疾病のパラドックス（Barsky, 1988）」も見受けられる。このように、QOL評価には患者の病態の知覚によって著しい個人差がみられるのが一般的である。

また、医療専門家によるQOL評価が必ずしも患者の知覚するQOL水準と一致しているとはかぎらない。たとえば、ジェイチャックら（Jachuck, et al., 1982）は、高血圧症の治療効果について医者、患者、患者の家族との間に評価の食い違いがあることを明らかにしている（図12-3）。すなわち、医

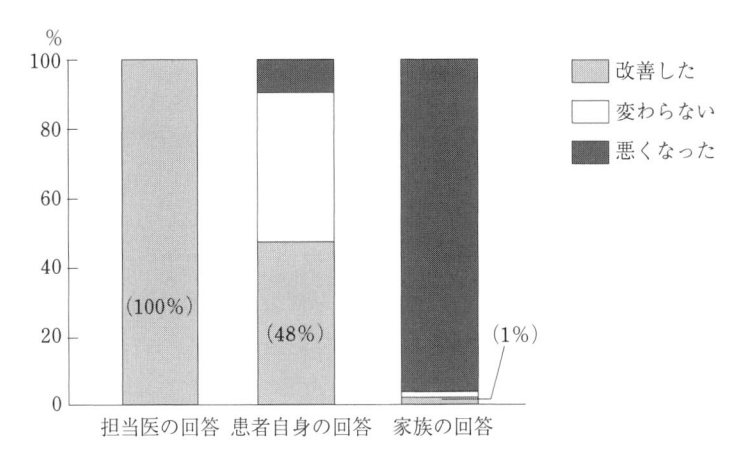

図12-3　高血圧治療におけるQOL評価の比較（n = 75）

者は降圧剤（β遮断薬、利尿薬、交感神経系活動抑制薬など）によって全員に血圧低下を認めたことから「改善」と評価したが、患者や家族のほうは、記憶力低下、気力減退、性的関心の減退などの付随症状が発現したことにより、日常生活水準と心理的水準ではむしろ状態が悪化したと評価している。こうしたことから、QOLの評価には医学的指標のみならず、患者側の日常生活での快適さ、適応水準などの心理社会的側面に関する自己評価を含めた全体的な評価が必要であることが理解できる。

ウェル・ビーイング（well-being）とQOL

QOLの今日的問題は、医療専門家が患者の状態をどう判断するかということ以上に、患者自身が治療を、身体あるいは疾患のみならず、社会的、心理的に生きる価値のある成果をもたらしているのかを問うことでもある。そうした観点から、主観的な幸福感（subjective well-being）という考え方が注目されている。幸福感（ウェル・ビーイング；well-being）という概念は、QOLと同様に多様な内容を含んでおり、明確に定義づけることが困難であるが、ダイナー（Diener, 1984）によれば、その個人のニードや人生目標、欲求の達成あるいは充足と密接に関わっているものである。つまり、QOLの良好さは単に身体不調や苦痛がないというだけにとどまらず、心身ともにいかに望ましい生活が実現されているかということを意味しており、患者のウェル・ビーイングとQOLはきわめて密接な関連を有していることがわかる。

幸福感（well-being）

2. QOLの特徴と人間関係

ソーシャル・サポートとQOL

キャプラン（Caplan）は、人生上の危機に遭遇したとき、人は家族や友人などの自分を取り巻く人びとからの支えが、それを乗り越えるときの重要なはたらきをすることを指摘し、こうした社会的、人間的な支援関係をソーシャル・サポート（social sapport）とよんでいる。一般に、ソーシャル・サポートには、相手に対する共感や愛情の表明などの情緒的機能、金銭的援助や人手の提供などの手段的機能、問題解決のための知識や情報の提供といった情報的機能、相手からの適切な評価を得る評価的機能などが内在していることが指摘されている。病者にとって十分なソーシャル・サポートが得られることが、質の高いQOLを実現していくための重要な要素となることは当然である。

ソーシャル・サポート（social sapport）

痴呆老人

斉藤（1996）は、病院・老人保健施設群（病院・老健群）17名、特別養護老人ホーム群（特養群）21名、在宅・デイサービス通所群26名（在宅群）、在宅・デイサービス非通所群16名（非通所群）を対象に、痴呆老人の生活内容を面接調査し、老人のQOLレベルが彼らの社会的活動性やソーシャル・サポートの程度にどのような影響を受けるか検討した。調査内容は、①人間関係の密度と内容、②行動範囲と外出目的、③娯楽などである。その結果、病院・老健群と特養群では3分の1が4週間まったく来訪者がなく、来訪者も親族に限定されていた。それとは好対照に、在宅群では4分の3に週1回以上の訪問者が認められた。その内容も、親族から近所の人、保健婦、新聞配達など多様であった。また、外出頻度とその行先では、病院・老健群では8割弱、特養群では4割弱、在宅・非通所群では4割が4週間外出なしで、外出時

の用務も散歩、受診、外泊などと限られている。それに対して、在宅・通所群ではデイサービスのほか、子どもの家、知人宅、会合などと多岐にわたっており、より豊かな社会生活を営んでいることが示された。以上の結果は、施設入居老人のQOL水準は、とくに、家族・知人をはじめとした地域との人間的つながりが在宅老人と比較して貧弱であり、人的支えの程度と痴呆程度とのあいだに関連性が認められている。このように、家族や地域の人びととの日常的なつながりのなかでの心遣いや親切の提供が病者や老齢者のQOL維持・向上にとってきわめて重要な要因であることが明らかにされている。

ALS患者ベン・コーエンの事例

実際に望ましいソーシャル・サポートが病者のQOLにどのような影響があるのだろうか。それを理解する上で、ALS（amyotrophic lateral sclerosis；筋萎縮性側索硬化症）に冒された米国人陶芸家ベン・コーエン氏の事例は、注目すべき内容を含んでいる（ベンさんの事例に学ぶ会，1994）。

29歳で来日して日本女性との結婚を期に福井県に定住し、陶芸家として活躍していたベン・コーエン氏は、44歳のときにALSと診断される。以来、47歳で亡くなるまでの約2年半の闘病生活のなか、コーエン氏は自らの病いとしっかり向き合い、多くの友人や医療者たちの支えのなかでその人生を生き抜いた。それは同時に、友人、仕事仲間がさまざまなかたちで支えとなり、彼の願うQOLを実現させようとする戦いでもあった。

彼は、尊敬する陶芸家浜田庄司より1年長い85歳まで生きることと、作品を5万点制作することを人生の目標としてき

施設入居老人（左余白）
ALS（左余白）
ベン・コーエン氏の闘病生活（左余白）

人生目標　たが、その願いは病いとともに崩れ去ってしまう。しかし、氏は苦悩のなかから、新たに夫人に自らの陶芸の道を託するという人生目標を定めた。これには2つの意味が込められていた。すなわち、自分の死後、2人の息子と妻が自立して生活していくための社会経済的基盤を作ることと、志半ばにして断念せざるを得ない自らの陶芸を夫人の手を借りて完成させるという課題である。以後のコーエン氏の闘病生活はこの点に集約されていった。

QOLを支える人間関係

　母国の家族や友人たちに別れを告げるため、一時帰国したコーエン氏は、米国におけるALS患者に対するケアの実際を見学し、病気との闘いに新たな決意をする。その決断を後押ししたのは、ロサンジェルスALS協会や友人たちによる支援グループ（Ben's Support Fund：BSF）であった。日本でも友人、仕事仲間による支援が得られたが、コーエン氏の日常作業能力の障害が進行するにつれて、医療ボランティアとしてヘルプグループ「支える会」が発足する。こうした**支援ネットワーク**　私的、公的な支援ネットワークを作ることによって、友人たち、医療関係者たちは陶芸家としての人生をまっとうすることを強く望むコーエン氏を支えていこうとしたのである。

3．QOLを支える人間関係

個別的なQOLを尊重する

　ALSの進行により、コーエン氏は気管切開手術と人工呼吸器の装着を余儀なくされる。こうした病態変化、とくに、呼吸器装着は陶芸活動に決定的な困難さをもたらすことになり、夫妻を困惑させる。しかし、友人からの「呼吸器を着け

		ていても作陶は可能である」という励ましや、主治医の説明
人工呼吸器療法		によってコーエン氏は人工呼吸器療法を受け入れる。ここで、コーエン氏は2つの支援を要求する。1つは、人工呼吸器療法を在宅で行いたいということであり、もう1つは可能なかぎり氏に対するケアは、夫人以外の人にやってほしいということである。
在宅介護		最初の人工呼吸器を着けながら在宅介護を受けたいという要求は、健康管理を最優先課題としてとらえていた医師や看護者に考えてもいなかった技術的課題を突つけることになった。具体的には、ベンチレーターの点検調整やチューブ交換、

表12-1 調査ケア会議の概要

		第7回	第8回	第9回
開催日 (退院後)		平成3年6月8日 (1年1か月め)	平成3年7月23日 (1年2か月め)	平成3年12月17日 (1年6か月め)
参加者	医療 宮崎村・福祉 保健所・県	広瀬病院長・看護婦 住民課長、保健婦 保健婦長、保健婦	広瀬病院長・看護婦 住民課長 所長、予防課長、保健婦長、保健婦	広瀬病院長・看護婦 保健婦、福祉事務所職員所長、予防課長、保健婦長、保健婦
	ボランティア	奥さん、宮地先生、支える会代表、医療関係ボランティア(3名)、一般ボランティア(2名)、農機具店、他のALS患者夫妻	宮地先生、支える会代表、医療関係ボランティア(4名)	宮地先生、支える会代表、医療関係ボランティア(3名)
	計	21名	16名	20名
主な検討内容と会議後の変化		・ケア研修会の実施(ベンさん宅で、カニューレ交換、アンビューバッグ・発電機の使い方など緊急時の対応について実習)	・嚥下障害が進み、食事メニューについて ・構音障害について ・夏休み期間中の訪問スケジュールの調整	・発熱をくり返すことについて ・アメリカからのヘルパー派遣を中止し、しばらく外国の友人が交替で援助する ・募金活動発展的中止

痰吸引、食事中の誤嚥防止などであるが、こうした問題を在宅看護で対応することは困難であると考えていたのである。

しかし、この問題は、BSFの支援で来日したアメリカの専

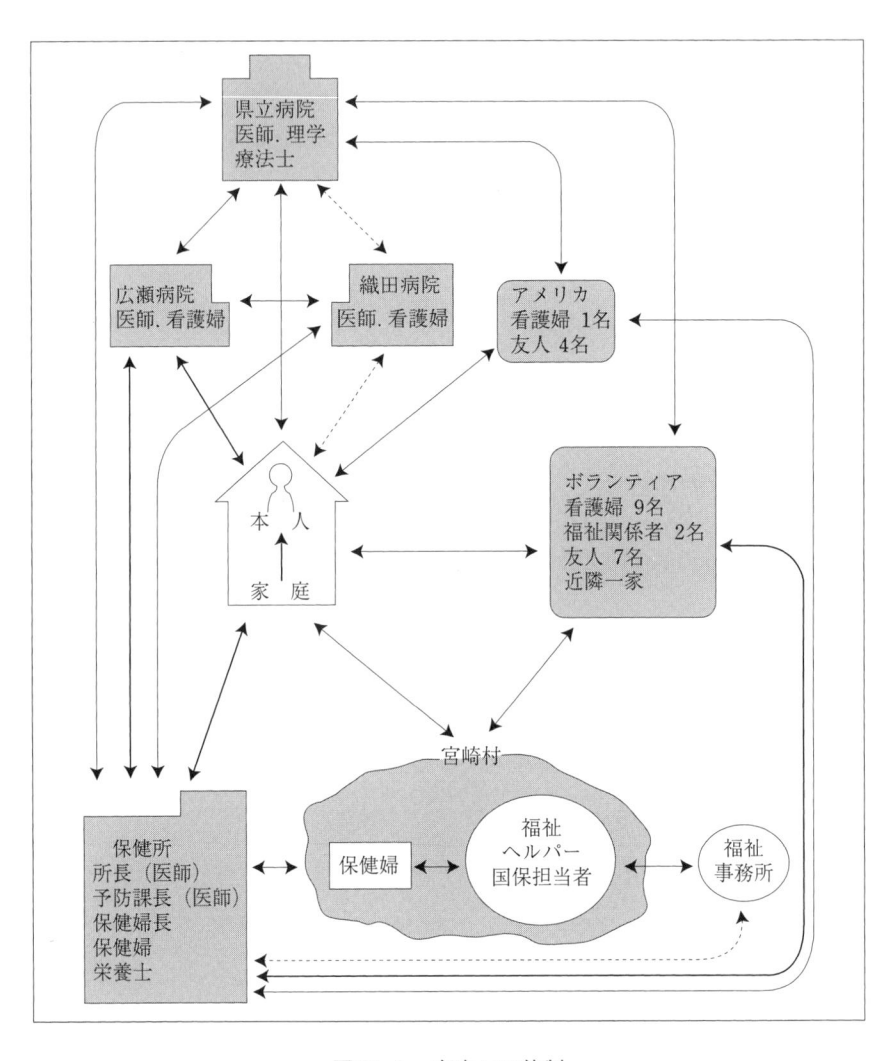

図12-4　在宅ケア体制

門看護婦による在宅ケアのガイド作りがなされ、日本の支援グループが人的な援護体制とファックスやパソコンによる情報支援ネットワークを整えることによってクリアすることができた。また、第二の要求の理由は、夫人がコーエン氏の介護に手を取られると、作陶時間と子どもたちと過ごす時間が奪われ、そのために家族の経済的基盤を作ることと自らの陶芸を夫人の手で完成させるというコーエン氏の願いの達成が困難になってしまうからである。

願いの達成

表12-1と図12-4は、コーエン氏の求めるQOLを実現するために整備されていった支援ネットワークの様子を示している。それをみると、公私を問わずにいくつもの人間的輪によって支援体制ができあがっていることがわかる。もっとも印象深いのは、その個人にとって望ましいQOLというものはきわめて個別性の強いものであり、個人のQOLを支えるということは、個別的なものを可能なかぎり実現させることであるということを理解しなければならない。

個別性の強いQOL

QOLを向上させる人とのきずな

テーラーとダーコフ（Taylor & Dakof, 1988）は、彼らのがん患者のソーシャル・サポート調査（Taylor, et al., 1986）の対象者667名から新たに55名（女30名、男25名：平均年齢54歳）を抽出し、彼らのソーシャル・サポート状況を面接調査によって詳細に検討し、肯定的なソーシャル・サポートが患者の延命やストレス緩和に有効にはたらくことを示している。彼らの多くは何らかのかたちで医療場面以外での自主的なサポート資源との接触をもっていた。すなわち、対象者の中でメイク・トゥデイ・カウント（Make Today Count）をはじめとするがん患者自助グループに継続的に参加している者10％、過去に参加していた経験のある者22％、

がん患者自助グループ

単発的な参加経験者50％で、こうしたサポートグループとまったく接触をもたない者は27％にすぎなかった。

サポート資源　また、サポート資源は、配偶者、家族、友人、知人、他のがん患者、医療関係者などで、闘病生活のなかでの支えは、**情緒的サポート**　配偶者による情緒的サポート（面会：35％、気遣いと愛情の表明：33％、病気の冷静な受け止め：30％など）がもっとも**道具的サポート**　大きく、道具的サポート（介助：20％、がん克服に対する楽観的態度：20％）などであったが、既婚患者の39％は配偶者からのサポートが受けられていなかった。家族からのサポートでは、68％が子どもからのサポート（気遣い・親愛の情：40％、付き添い：29％、身辺介護：24％）をあげている。反対に、知人・友人が遠ざかったり（17％）、病気を悲観的に**闘病意欲**　みていること（17％）が、闘病意欲を減退させるように働くことをあげている。一般的傾向として、とくにパートナーや家族・友人などの親密な間柄から提供される情緒的サポートや道具的サポートは、病者にとって重要な支え要因であるが、同様に医療者からの情緒的サポート、道具的サポートも重要な働きをしていることが指摘されている。

家族とのきずな　前述のコーエン氏の事例からもわかるように、病者が明確な生への意欲をもつための基本は、家族との深いきずなであ**信頼する他者**　り、友人たちや医療者との信頼関係である。すなわち、信頼する他者からの支援は病者の闘病意欲を支え、より望ましいQOLを実現するためにも重要な要因となっているのである。

【引用文献】

Barsky, A. J. 1988 The paradox of health. *New England Journal of Medicine*, 318, 414-418.

ベンさんの事例に学ぶ会編　1994　最高のQOLへの挑戦―難病患者ベンさんの事例に学ぶ　医学書院

Diener, E. 1984 Subjective well-being. *Psychological Bulletin*, 95, 542

-575.

Jachuck, S. J., Brierly, H., Jachuk, S. & Willcox, P. M. 1982 The effect of hypotensive drugs on the quality of life. *Journal of Royal College of General Practitioners*, 32, 103-105.

斉藤和子　1996　痴呆性老人のQOL　からだの科学, 188, 47-50

Taylor, S. E., Dakof, G. A. 1988 Social support and the cancer patient. In S. Spacapan, S. Oskamp (Eds.) *The Social Psychology of Health.* pp 95-116. Sage.

Taylor. S. E., Falke, R. L., Shoptaw, S. J. & Lichtman, R. R.　1986　Social support, support group, and the cancer patient. *Journal of Consulting and Clinical Psychology*, 54, 608-615.

上田敏　1992　リハビリテーション医学の世界　三輪書店

Guggenmoos-Holtsmann, I., Bloomfield, K., Brenner M. H. & Flick, U. (Eds.) 1995 *Quality of Life and Health.*（漆崎一郎・栗原稔監修　1998　QOL：その概念から応用まで　シュプリンガー・フェアラーク　東京）

■人名・事項索引■

● あ 行

アイ・コンタクト　53
あいづち　55
新しい意味発見　89
アルコール依存症　107
いいかえ　58
意思決定の支援　114
遺族ケア　128,136
　　──の（社会的）システム　131,139
依存心　94
異物　82
インフォームドコンセント　83
ウェル・ビーイング　145
ウォーデン（Worden, J. W.）　133
受け持ち患者制　75
栄養バランス　111
エンカウンター・グループ　38
援助　45
援助観　46
援助関係　85
援助者との関係に影響を与える要因　93

● か 行

解釈　48
解釈法　63
外集団　34
解読　43
外発的動機づけ　109
カウンセリング　47
学習支援　114
柏木哲夫　120
家族会　38

価値　106
葛藤解決　25
関係性　7
関係の終結に向かう時期　101
関係をもち続けていく時期　99
関係をもち始める時期　97
看護者自身の自己理解と自己ケア　125
看護相談　113
看護部組織　74
患者─看護婦関係　72
　　──の発展過程　96
患者と家族の生活困難　92
患者の責任　87
感情の反映　59
緩和ケア　118
既往　88
聴く実習　49
記号化　43
規範　106
客観的QOL　143
90度法　54
キューブラー・ロス（Kübler-Ross, E.）　119
共感　98,123
共感体験　47
筋萎縮性側索硬化症　147
禁煙　111
クォリティ・オブ・ライフ（QOL）　141
　　──の基本要素　142
苦悩する人　83
クライエント中心療法　122
グリーフカウンセリング　133
グリーフケア　136

グリーフセラピー　133
グリーフワーク　132
警戒心　94
傾聴　44, 98
言語的コミュニケーション　42
権利擁護　70
肯定的あいづち　55
声かけ　86
心による援助　79
コミュニケーション　41
孤立感　75
コンサルテーション　76
コンティンジェンシー　15

● さ　行

サイコソーシャルモデル　100
在宅介護（ケア）　91, 149
支援ネットワーク　148
時間体験　88
自己開示　50, 62
自己管理　108
自己決定　108
自助グループ　38
自然な視線　53
疾病のパラドックス　144
死に臨む患者の心理プロセス　119
嗜癖　107
死への恐怖　119
死への準備教育　116
社会的勢力　29
社会的相互作用　40
社会的手抜き　36
習慣　105
囚人のジレンマ　15
集団維持機能　32
集団規範　34
集団凝集性　34
集団極化現象　37

集団思考　37
集団目標　31
主観的QOL　143
宿題法　65
受信　43
受信者　42
手段の役割　23
受容　89
情緒的サポート　152
情緒的な支持　48
承認　48
情報共有　67
情報提供　61
将来　88
初対面の出会い　52
信号　43
新人の看護婦　75
身体化　80
身体言語　3
心理的距離　59, 124
スーパービジョン　69
生活習慣病　103
精神生態学　4
成人病　103
性役割パーソナリティ　21
積極的傾聴　54
セルフケア　108
セルフヘルプ・グループ　112
　（cf. 自助グループ）
相互作用　40
相互作用以前の段階　101
送信　43
相談　113
ソーシャル・サポート　146
底つき体験　112

● た 行

ターミナルケア　115
　　──の要素　117
第一印象　52
対処行動　105
対人援助　46
対人関係　40
対人・対話的（な人間）関係　81, 86
代弁者　72
対面法　54
ただのり効果　36
チームメンバー　68
チームリーダー　68
チームワーク　67, 71
中立的あいづち　55
直感　99
治療構造　69
治療・治癒　83
つながり合ういのち　139
デーケン（Deeken, A.）　119, 134
敵対関係　83
適度な運動　111
同一性　89
動機づけ　109
道具的サポート　152
外口玉子　97
トラベルビー（Travelbee, J.）　96

● な 行

内集団　34
内集団びいき　34
内発的動機づけ　110
二分思考法　79
人間関係　40, 81, 86
人間関係の数　2
人間関係の形成　39
認知的な評価　105

● は 行

パートナーシップ　71
働きかけ　61
発信者　42
悲哀　132
　　──の4つの課題　134
悲哀の作業　132
ピアサポート　77
非言語的コミュニケーション　42
非公式集団　35
悲嘆　132
　　通常の──の現れ方　133
悲嘆の妨げ　138
悲嘆の仕事　132
否定的あいづち　56
評価的態度　45
病気との和解　89
同一性　89
表出的役割　23
開かれた質問　48
フィードバック　49
負担感　75
プラセボ　80
ブレーンストーミング　36
平行法　54
ペプロウ（Pepulau, H.）　96
防衛機制　129, 130
ホーソン研究　35, 40
保健医療チーム　66
ホスピスケア　118
ホスピス病棟　141

● ま 行

末期患者の心理的特徴　121
みえない属性　87
みえる属性　87
脈絡　4
メイク・トゥデイ・カウント　151

メタコミュニケーション 3
メタメッセージ 3
メッセージ 3
メディカルモデル 100
目標設定 60
目標達成機能 32
モノによる援助 79
問題把握 60

● や 行

役割 14
役割曖昧性 24
役割葛藤 18
役割間葛藤 19
役割関与 18
役割期待 14
役割規範 16
役割距離 18
役割群 19
役割形成 25
役割系列 21
役割行動 16
役割取得 17
役割内葛藤 20
役割モデル 17
融合 84
融合思考法 80
欲求 106

● ら 行

ライフサイクル 20
リーダーシップ 32, 68
リーダーシップの状況対応理論 33
リーダーシップ PM 理論 33
理解的態度 45
リスキー・シフト 37
臨床感覚 99
臨床の意味 78
ロジャーズ (Rogers, C. R.) 122
論理的帰結法 64

● 欧 文

ADL (activity of daily living) 144
ALS (amyotrophic lateral sclerosis) 147
body language 3
context 4
contingency 15
DRG/PPS 91
grief work 132
group think 37
homo patience 83
human relations 40
interaction 40
interpersonal relations 40
Make Today Count 151
mourning work 132
palliative care 118
QOL (quality of life) 141
well-being 145

編者紹介

岡堂　哲雄　Tetsuo Okado, Ph.D.
　　　　　文教大学名誉教授，聖徳大学名誉教授，聖路加看護大学名誉教授，教育学博士
　著書：『心理学ヒューマンサイエンス』『家族心理学講義』『家族カウンセリング』金子書房，『患者ケアの臨床心理～人間発達学的アプローチ』医学書院など。
　編書：『患者・家族の心理と看護ケア』(全5冊)中央法規出版，『ヒューマン・ケア心理学シリーズ』(全3冊)至文堂など多数。
　訳書：『病気と患者の行動』『看護診断のための患者アセスメント』医歯薬出版，『こころの看護学～精神看護の理論と展開』星和書店，『死と出会うとき』金沢文庫，『病気と痛みの心理学』新曜社，『死とその周辺～死への総合的アプローチ』廣川書店など。

ナースのための心理学④
人間関係論入門

2000年3月10日　初版第1刷発行　　　〔検印省略〕
2024年3月10日　初版第17刷発行

編　者　　岡堂哲雄
発行者　　金子紀子

株式会社　金子書房
〒112-0012　東京都文京区大塚3-3-7
電話　03 (3941) 0111代
FAX　03 (3941) 0163
振替　00180-9-103376
https://www.kanekoshobo.co.jp

印刷・藤原印刷　製本・井上製本所

© Tetsuo Okado, et al., 2000　ISBN978-4-7608-9114-6　C 3047
Printed in Japan

金子書房の関連図書

介護・看護の臨床に生かす
知っておきたい心のしくみ
発達とコミュニケーションの心理学

岡林春雄　著
定価2,750円（税込）

アスレチックスキルモデル　才能を適切に発揮させる運動教育

レネ・ウォンホート キーツ・JP・サフェルスバーグ ヤン・ウィレム・テウニッセン
キース・デイヴィス　著　河合優年　監訳　幸野邦男・木村牧子　訳
定価5,280円（税込）

無気力から立ち直る
「もうダメだ」と思っているあなたへ

櫻井茂男　著
定価2,420円（税込）

アサーション・トレーニング講座
ナースのためのアサーション

平木典子・沢崎達夫・野末聖香　編著
定価1,980円（税込）

親密な人間関係のための臨床心理学
家族とつながり、愛し、ケアする力

平木典子・中釜洋子・友田尋子　編著
定価2,200円（税込）

日本の親子
不安・怒りからあらたな関係の創造へ

平木典子・柏木惠子　編著
定価2,860円（税込）

日本の夫婦
パートナーとやっていく幸せと葛藤

柏木惠子・平木典子　編著
定価2,530円（税込）

縦断研究の挑戦
発達を理解するために

三宅和夫・高橋惠子　編著
定価4,180円（税込）

（定価表示は2024年3月現在）